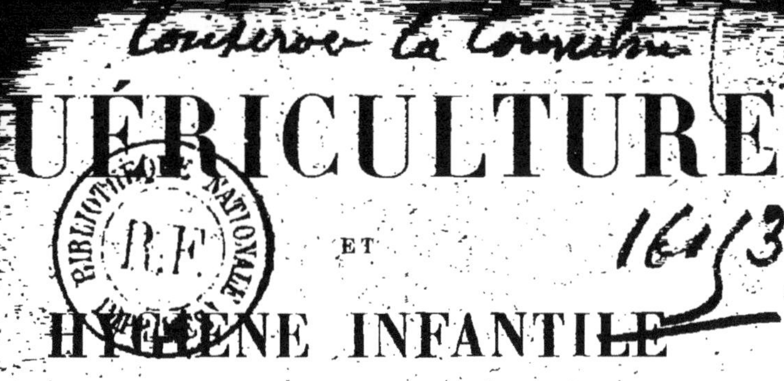

PUÉRICULTURE

ET

HYGIÈNE INFANTILE

Conférences
faites pour l'Enseignement des jeunes Filles

SOUS LA PRÉSIDENCE DE MM.

Georges LYON ET **Th. BARROIS**

Recteur de l'Académie de Lille. — Professeur à la Faculté de Médecine de l'Université de Lille.

PAR MM.

BUÉ, DÉLÉARDE, GAUDIER, LAMBLING, OUI

Professeurs à la Faculté de Médecine de l'Université de Lille.

V. DUBRON

Président du Comité du Nord de l'Alliance d'Hygiène sociale.

PARIS

FÉLIX ALCAN, ÉDITEUR

BOULEVARD SAINT-GERMAIN, 108

—

1908

PUÉRICULTURE

ET

HYGIÈNE INFANTILE

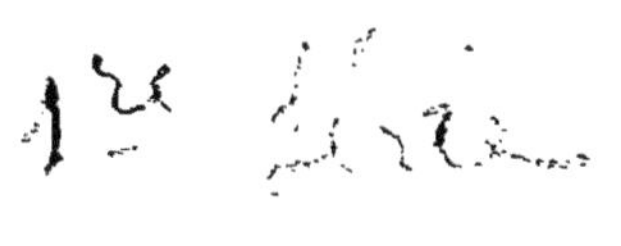

PUÉRICULTURE

ET

HYGIÈNE INFANTILE

Conférences
faites pour l'Enseignement des jeunes Filles

SOUS LA PRÉSIDENCE DE MM.

Georges LYON Recteur de l'Académie de Lille.

ET

Th. BARROIS Professeur à la Faculté de Médecine de l'Université de Lille.

PAR MM.

BUÉ, DÉLÉARDE, GAUDIER, LAMBLING, OUÏ
Professeurs à la Faculté de Médecine de l'Université de Lille.

V. DUBRON
Président du Comité du Nord de l'Alliance d'Hygiène sociale.

PARIS
FÉLIX ALCAN, ÉDITEUR
108, BOULEVARD SAINT-GERMAIN, 108

1908

PRÉFACE

La première des conférences réunies dans cevolume a été donnée le 21 février 1907. Elle fut écoutée par quelque quatre cents assistantes et ce nombre, loin de fléchir, s'accrut plutôt encore, dans les semaines qui suivirent. L'intention première qui en avait dicté l'organisation et qu'expose la circulaire placée en tête de ces causeries était d'initier plus spécialement aux questions d'hygiène infantile le personnel enseignant ainsi que les grandes élèves des établissements féminins d'éducation secondaire, si nombreux dans l'Académie du Nord. Et, de fait, il nous vint des auditrices des points même les plus éloignés : de Charleville, de Sedan, de Laon, de Soissons, malgré la fatigue que devait entraîner pour elles ce double et long voyage, accompli dans une même journée. Du moins, les facilités pécuniaires qu'il n'était que juste à nous de solliciter pour un tel déplacement furent-elles accordées aux voyageuses avec une bonne grâce empressée et par le ministère de l'Instruction publique et par la Compagnie du chemin de fer du Nord. Que le Ministère et la Compagnie reçoivent ici l'expression de notre gratitude.

Mais immédiatement, le cadre de notre auditoire s'était élargi. D'une part, nombre de dames lilloises, sensibles à la beauté du but que nous poursuivions et désireuses de nous donner leurs encouragements, eurent à cœur d'entendre nos maîtres. De l'autre, nous eûmes la satisfaction de pouvoir étendre à des maîtresses et à de grandes élèves de notre enseignement primaire et, notamment, à des déléguées de nos écoles normales d'institutrices, les facilités obtenues pour leurs collègues du secondaire. Ce mélange, ou, pour mieux dire, cette union des diverses catégories de l'enseignement des jeunes filles en ces séances où serait tracé, dans ses grandes lignes, l'art de préserver la santé des tout jeunes enfants, nous apparaissait comme le plus heureux complément de notre organisation. Le mérite de cette dernière revient tout entier au zèle entraînant de M. le professeur Théodore Barrois et au dévouement de ses savants collaborateurs de la Faculté de médecine. L'Académie de Lille leur dit, très simplement et très affectueusement : merci.

G. L.

HYGIÈNE DE LA PREMIÈRE ENFANCE

Lille, le 2 Février 1907.

Le Recteur de l'Académie de Lille à Messieurs les Inspecteurs d'Académie à Lille, Amiens, Arras, Laon et Mézières.

L'arrêté ministériel du 27 juillet 1897, traçant les programmes de l'enseignement secondaire des jeunes filles, porte, dans son énumération des matières qui devront être étudiées en troisième année, cette très discrète, très modeste rubrique : *Hygiène de la première enfance*. Cependant, si discrète, si modeste que soit cette indication, inscrite en fin de tableau et comme en passant, elle introduisait officiellement dans nos classes de jeunes filles un enseignement pratique destiné à rapidement s'accroître, tant il allait gagner de jour en jour en importance sociale et en richesse documentaire. La seule chose dont il y aurait lieu de s'étonner, c'est que, dans les programmes des deux années suivantes, cet énoncé ne reparaisse plus, alors que bien au contraire, à mesure, semble-t-il, que la jeune fille grandit et acquiert plus de maturité, la gravité de cet objet de connaissance et son utilité souveraine en redoublent pour elle l'intérêt. Il n'est d'ailleurs pas douteux que si ce plan d'études était actuellement retouché, il ne fît aux connaissances comprises sous la rubrique : *Hygiène infantile* une place permanente et bien autrement considérable.

C'est que, depuis l'arrêté ministériel, dix années se sont écoulées, dix années durant lesquelles la question des soins à donner aux tout jeunes enfants a préoccupé ardemment médecins, philanthropes, hommes publics, éducateurs. Il y a dix ans, l'hygiène de l'enfance ne désignait qu'un ensemble plus ou moins vague, quelque peu empirique et insuffisamment coordonné, de précautions à prendre et de mesures à adopter en vue de préserver contre tant de dangers qui la menacent l'existence du nouveau-né. Aujourd'hui, cet ensemble compose une véritable science qui a ses principes, ses lois, qui se rattache étroitement aux découvertes physiologiques de la seconde moitié du XIXe siècle ; une science qui a fait des pas de géant, qui a suscité des merveilles dans l'ordre de l'application ; une science enfin dont les données mises intelligemment à profit sont de nature, en diminuant dans des proportions énormes la mortalité infantile, à enrayer une cause inquiétante d'affaiblissement pour notre pays.

Rappellerai-je tant de beaux travaux d'ordre bactériologique et d'ordre clinique auxquels a donné lieu l'entérite des nouveau-nés, ce mal qui décime la première enfance ? Les noms d'hommes tels que le Dr Maygrier et le Dr Tissier, pour ne citer que ceux-là, sont sur toutes les lèvres. Et ces travaux eux-mêmes, qu'étaient-ils autre chose sinon une extension saisissante des idées et des méthodes de Pasteur, ainsi que, dans la séance solennelle du congrès des Gouttes de Lait, le Dr Roux, avec autant d'autorité que d'éloquence, en faisait, il y a peu, la démonstration ? Et nos savants ne s'en sont pas tenus à des expositions théoriques. De toutes parts les œuvres se formaient.

les créations se multipliaient, qui apportaient à leurs vues toute l'évidence de la confirmation expérimentale. Deux maîtres illustres, deux émules d'activité et de talent, le Dr Pinard et le très regretté Dr Budin, menèrent le bon apostolat. Et les fondations se dressaient. C'était le dispensaire Henri de Rothschild pour la consultation des nourrissons et la préparation du lait stérilisé. C'était l'œuvre du « Bon lait » destinée aux quartiers pauvres de Paris et présidée par M. Ambroise Rendu. Et, pour emprunter mes exemples à notre région, toujours si accueillante aux belles initiatives, c'était, à Lille, la fondation du dispensaire Léonard Danel (œuvre de protection de la première enfance dont le Dr Oui est le secrétaire général) ; celle de l' « Œuvre des consultations de nourrissons » due à M. Crépy-Saint-Léger et qui a pour secrétaire général le Dr Bué ; c'était, à Douai, le dispensaire d'hygiène sociale, institué par notre cher professeur Calmette, grâce au concours de notre grand orateur philanthrope M. Victor Dubron.

Cette science féconde en prescriptions prophylactiques devra-t-elle donc être confinée dans les cliniques et les laboratoires ? La réservera-t-on, comme un mystérieux codex, aux directeurs et aux consultants des gouttes de lait et des dispensaires ? En limitera-t-on l'extension aux administrations municipales, qui s'en promettent tant de bienfaits ? Qui le voudrait prétendre ? Qui n'aperçoit en toute évidence que nulle science n'a plus de droits à être publiquement formulée ? Que l'enseignement qu'il en faut entreprendre doit s'adresser à celles-là que la méconnaissance de ses règles et de ses préceptes exposerait plus tard à des imprudences funestes, expiées par d'éternels chagrins ? C'est-à-dire qu'il serait coupable, sous l'empire de puériles préventions, de n'en pas faire bénéficier, dès qu'elles sont en âge de le suivre et de le comprendre, toutes les futures mamans et les futures conseillères, directrices ou préceptrices de jeunes mamans ? Qui ne se dira que toutes les considérations mondaines ou pseudo-mondaines doivent céder devant ce but si noble que la charité religieuse s'accorde avec la philanthropie laïque et la solidarité humanitaire à tenir pour le plus sacré : la préservation d'une infinité de chères petites existences ? Nulle objection, nul préjugé, nul sophisme ne saurait prévaloir contre ce qui est le *devoir formel.*

J'ajouterai que, nulle part plus qu'en cette région de l'Académie de Lille, région d'industrie, toute fourmillante d'humanité laborieuse, région au climat sévère, aux conditions économiques cruellement inégales, ce devoir n'apparaît comme impérieux. Il y a peu de mois, dans une conférence admirable faite à la Société Industrielle de Lille, le Dr Budin nous prouvait par des graphiques saisissants combien la mortalité infantile exerçait de ravages dans nos contrées. La démonstration était poignante, mais elle avait sa réconfortante contre-partie : la preuve irrécusable, fournie par d'autres graphiques, du relèvement de la population infantile dans toutes les cités où l'ignorance des méthodes se dissipait et où triomphait la science libératrice des nouveau-nés.

Ce grand devoir social ne saurait être différé et nous sommes, pour notre part, résolus à le remplir. Déjà, plusieurs essais, accomplis au cours de ces dernières années dans notre grande Ecole Normale d'Institutrices de Douai, nous ont attesté combien nos auditoires féminins se montraient attentifs et intéressés à de telles leçons. A Paris, toute une série de conférences magistrales sur la puériculture (terme d'invention récente qui exprime en un seul mot ce qu'en deux mots désigne l'*hygiène infantile*) avait été donnée, sous le patronage de M. Liard et de M. Monod, à l'école primaire de jeunes filles du boulevard Péreire, par le professeur Pinard. Il est temps que les élèves de nos établissements secondaires soient à leur tour associées à cette propagande de préservation familiale. Il est temps qu'au lieu de s'en tenir à quelques maigres et imprécises notions, elles soient informées, elles à qui l'on enseigne tant de choses (j'allais dire : trop de choses), des progrès ou réalisés ou réalisables dans l'art de sauver les petits enfants.

Mais, ces informations, il faut que leurs professeurs, leurs maîtresses elles-mêmes les possèdent. Pour les leur acquérir, à qui pourrions-nous mieux nous adresser qu'à des maîtres de l'hygiène infantile, à la fois savants et cliniciens, qui travaillent, pour leur compte personnel, à faire avancer la science qu'ils enseignent? Hommes de haute culture, pères de familles eux-mêmes, ils n'ont à apprendre de personne l'art de mesurer et d'adapter ce qu'il faut dire aux auditoires les plus différents.

Notre cher et distingué collègue, M. Théodore Barrois professeur de parasitologie, a bien voulu, sur mon appel, présider à l'organisation de cet enseignement, destiné, avant tout, aux membres du personnel enseignant de nos établissements féminins : lycées, collèges, écoles normales, écoles supérieures.

Celles de nos grandes élèves qui voudraient assister à ces cours y seront admises, si leurs parents autorisent expressément Mmes les Directrices à les y conduire. Les mamans ou parentes d'élèves qui aimeraient les accompagner seront par nous les très bien accueillies.

PUÉRICULTURE

ET

HYGIÈNE INFANTILE

CONFÉRENCES D'HYGIÈNE INFANTILE

SÉANCE D'OUVERTURE

21 Février 1907

ALLOCUTION DE M. LE RECTEUR

Dans une causerie préliminaire, M. Georges Lyon, après avoir remercié Mesdames les directrices, professeurs et maitresses de l'enseignement universitaire, d'avoir répondu, si nombreuses, à son appel, a retracé la genèse et exposé les idées inspiratrices de cette organisation. En substance, il s'exprime ainsi :

En arrivant dans cette Académie, je ne connaissais les questions d'hygiène infantile que d'une façon un peu sommaire. Je n'ignorais certes pas combien, dans cette région, il y avait à faire et quels ravages exerçait la mortalité de la première enfance. Mais pour arriver à percevoir nettement les remèdes, je dus me mettre à l'école des maîtres de la science et de la philanthropie, de deux surtout, que je veux nommer avant tous les autres : notre admirable collègue, M. le Dr Calmette, et notre éloquent propagandiste, M. Victor Dubron. Je connus par eux tout ce qui se faisait, tout ce qui se préparait, dans ces deux départements du Nord et du Pas-de-Calais. Je sus quels progrès surprenants, d'une rapidité parfois prodigieuse, réalisait la science libératrice des nouveau-nés. J'appris que, dans l'un et l'autre départements, les municipalités, les conseils généraux rivalisaient de zèle. Je vis que les deux représentants du gouvernement menaient le bon apostolat : l'un, qui vient de nous quitter, M. Duréault, ancien préfet du Pas-de-Calais, l'autre, que nous avons l'heureuse fortune de conserver et qui ne trouve point de plus délicat repos à ses lourdes fonctions que de favoriser les fondations utiles, les institutions préservatrices et de semer à pleines mains le bien : j'ai nommé le préfet du Nord, M. Vincent.

Mais les fondations, les institutions ne sont pas tout. Pour leur assurer toute leur fécondité bienfaisante, il importait de créer dans les âmes une disposition éclairée, de préparer, si possible, l'unanime consentement des vouloirs. Et cela même, comment l'obtenir sinon par une action profonde, par une influence persuasive qui pénétrât, de proche en proche, la Société à tous ses degrés ?

Une telle influence ne pouvait être distribuée que par l'enseignement. Or, nous nous trouvions, à cet égard, dans des conditions privilégiées. D'une part, nous étions ici, au centre de l'Académie la plus riche de France en écoles et en établissements d'instruction ; d'autre part nous possédions une Faculté où les maîtres experts dans la science qui nous occupe ne demandaient qu'à se prodiguer. D'où l'idée très simple de rapprocher les deux éléments et de faire se répandre cette science, détenue par notre enseignement supérieur, dans l'enseignement public à tous les degrés.

Cette idée va commencer, aujourd'hui même, à devenir un fait accompli. Remercions-en notre cher président, M. Théodore Barrois, dont la vaillante initiative a entraîné les énergies. Remercions ses collaborateurs, nos collègues de l'Université, résolus à dépenser, sans compter, leur savoir et leur talent. Enfin remercions les dames Lilloises qui ont bien voulu s'intéresser à notre œuvre et qui nous apportent, par leur présence, le gage de leur sympathie. Elles ont senti la beauté de notre but ; elles ont perçu que la nature est innocence et pureté ; elles ont compris qu'un objet saint sanctifie tout ce qui le concerne. Or de tous les objets que nous puissions concevoir le plus saint, le plus sublime, celui auquel vont les respects, les tendresses, les adorations de tout ce qui est humain, quel peut-il être, sinon la maternité ?

Ces principes posés, une évidence nous est apparue : il fallait d'abord instruire celles-là mêmes qui instruiront, c'est-à-dire les maîtresses et les professeurs de nos établissements secondaires féminins. C'était ensuite, et comme à travers elles, à leurs élèves, à leurs grandes élèves que s'adresseraient nos paroles. Je dis : à nos élèves du secondaire et à dessein. Dans l'enseignement primaire, en effet (disons à sa louange qu'il est toujours à l'avant-garde), l'expérience que nous inaugurons aujourd'hui a été faite à maintes reprises et en maints endroits. Dans l'enseignement secondaire, elle est nouvelle et constitue, comme disent les philosophes, un commencement absolu. Oui, Mesdemoiselles, vous avez le droit d'être fières. L'ensemble de ces cours, dans les conditions toutes spéciales où il se présente est un fait inédit.

Aussi maintenant est-ce à vous, jeunes filles de nos hautes classes, que je veux m'adresser plus particulièrement pour faire ressortir devant vous les raisons qui nous ont guidés et qui doivent vous rendre chère l'œuvre que nous entreprenons à cause de vous et en vue de vous.

Mesdemoiselles,

Depuis quelques années, nombreuses ont été, dans cette Académie, les créations de grands établissements qui toutes avaient pour fin votre éducation et l'achèvement de votre savoir. Il y a un an c'était le magnifique collège de Douai qui venait de s'ouvrir ; puis ç'a été celui de Roubaix, celui de Boulogne, celui d'Arras ; celui de Valenciennes va renaître ; dans quelques jours sera inauguré le lycée de Lille ; le collège de Tourcoing ne tardera guère et je ne parle pas de ceux aussi que nous projetons, avec le concours des villes, d'élever à leur tour.

Eh ! bien, pourquoi ce foisonnement de constructions scolaires féminines ? Pourquoi multiplions-nous ces édifices coûteux que nous voulons confortables, coquets, élégants, pour que la science y soit attrayante et que la parole de vos professeurs y soit plus agréablement écoutée, leurs leçons gravées plus sûrement dans vos mémoires, car elles y seront associées à de plus riantes images ? Pourquoi ? Je vais essayer de vous le dire.

Notre première raison de solliciter de l'Etat et des villes les grosses dépenses nécessaires à ces entreprises est tout bonnement notre conviction que l'esprit de la jeune fille a tout autant que celui du jeune homme le droit de s'ouvrir à la lumière de la vérité et de puiser aux sources vives du savoir.

C'est par une aberration véritable ou par un paradoxe trop prolongé, qui n'est même plus amusant, que l'on a pu soutenir le contraire. Tout comme l'homme, la nature a doté la femme des facultés de l'intelligence. Tout comme le jeune homme, elle a appelé la jeune fille à contempler le spectacle du vrai, à embrasser du regard les horizons, à respirer l'air du large.

Il est une seconde raison, moins philosophique peut-être et moins ambitieuse mais non moins décisive : c'est que déjà, Mesdemoiselles, nous voyons en vous de futures et qui sait même, en quelques-unes, de prochaines petites mamans. Et voici où je veux en venir. Il y a quelque temps, je voyais un de mes amis, homme d'âge, qui apprenait à monter à bicyclette. Je lui dis : « Eh ! quoi, vous aussi, vous vous mettez à ce sport ? — Oui, me répondit-il, et c'est pour pouvoir suivre mon fils ».

Eh ! bien, Mesdemoiselles, l'instruction que vous recevez est destinée également à vous permettre de suivre, sur la route du savoir, aussi loin qu'il vous sera possible, les petits promeneurs sur lesquels vous aurez un jour, en qualité de mamans, autorité. Je sais bien qu'il y a le papa; mais il est un médiocre répétiteur. D'abord, il n'a pas le temps, il rentre fatigué et dénué de patience. Si parfois (il y a des exceptions et je range ces Messieurs qui m'entourent parmi les exceptions) il s'essaie à la besogne, je lui reproche de considérer volontiers ce répétitorat comme un amusement : il plaisantera sur les devoirs, daubera sur les méthodes, au besoin sur les professeurs. L'enfant, qui est un psychologue très fin et un observateur très aiguisé ne manquera pas, à l'occasion, de s'en souvenir. La mère, tout au contraire. Elle prend, elle, très au sérieux les tâches écolières, l'application aux devoirs, la récitation des leçons. La future maman sera la répétitrice idéale.

Mais quand l'enfant aura atteint l'âge où cette incomparable directrice devra guider ses premiers pas dans l'étude, il faut bien se dire que la période la plus périlleuse de sa jeune vie aura été traversée. Oui, avant que ce «petit homme», comme dit Montaigne, ne soit en état de s'initier aux premiers éléments du savoir, c'est-à-dire avant que le bébé ait fait place à l'écolier, que de semaines, que de mois, que d'années même il aura fallu pour le disputer à toutes les influences féroces ou perfides qui menacent sa fragile existence ! Influences surtout terribles dans ces premiers mois, ces premières semaines, ces premiers jours où il vient d'apparaître à la vie La nature a ainsi fait les choses... Les êtres en proportion même de leur complexité, rançon de leur perfection, ont à subir de plus rudes assauts de la part du monde extérieur. « Vivre, a-t-on dit, c'est s'adapter sans cesse. » Et cette adaptation est particulièrement laborieuse en ces débuts où l'être organisé, celui-là surtout qui est au premier degré des vivants, vient de faire son entrée dans le monde réel. Déjà le vieil Homère parlait de « l'âge difficile de l'enfance ». La civilisation a eu beau multiplier ses merveilles, elle a, du même coup, multiplié les pièges et les dangers autour du jeune âge.

De là l'obligation où nous sommes (et je n'entre pas dans un détail que nos conférenciers feront savamment ressortir) de nous tenir au courant de tous les progrès que la science réalise, de nous saisir de toutes les armes qu'elle tend pour nous permettre de résister à tant d'ennemis coalisés de la première enfance.

Il y a plus. Ce n'est pas à vous seules que je pense, Mesdemoiselles, ce n'est pas vous uniquement que je voudrais prémunir contre les maux de l'ignorance et de l'imprudence, sources d'éternels chagrins qui font désormais perdre à la vie son sourire. Je vois plus loin. Je songe que vous serez un jour ou patronnes, ou conseillères de femmes de travail, non munies comme vous de connaissances préservatrices. Un précepte judicieux donné à propos par vous à ces laborieuses pourra leur épargner bien des larmes, en sauvant, à point nommé, de chères petites existences. Quelle satisfaction morale pour vous d'avoir accompli ce bienfait !

Mais ces vérités que je vous expose, vous en êtes déjà convaincues et pénétrées. Vos maîtresses, directrices et professeurs vous les ont retracées, et, ce qui est mieux, déjà fait aimer. Hier même, je recevais de l'une d'elles une lettre toute vibrante où elle disait la pitié qui doit nous animer tous pour l'enfance en péril. Ce mot de *pitié*, nous le retiendrons. Il nous fera nous souvenir de « Jeanne la bonne Lorraine », qui expliquait sa mission patriotique par « la grande pitié qu'elle avait au royaume de France ».

Oui, Mesdemoiselles, vous serez guidées dans votre mission de philanthropie et de solidarité par la bonne pitié que vous avez à la souffrance, à la toute jeune souffrance de l'humanité.

MESDEMOISELLES,

La vie humaine, en dépit de toutes les découvertes de la science et d'une si abondante lumière jetée sur le réel, demeure, dans ses raisons profondes, enveloppée de mystère. La suite des générations sorties de l'ombre pour retomber dans la nuit a un sens qui nous échappe. Il y a du moins quelque chose sur quoi nous sommes sûrs de ne pas nous tromper, c'est que nous faisons œuvre méritoire, quand nous travaillons à favoriser, à entretenir autour de nous la vie et, par la vie, l'intelligence et la bonté.

Nous sommes dans la nuit, mais dans cette nuit brille une étoile, dont la lumière permanente et fixe rassure nos regards. Cette lumière du monde moral, ce « feu du soir » comme dit le poète, étoile sereine qui brille dans les consciences, il a un nom : c'est le devoir.

ALLOCUTION DU Dr THÉODORE BARROIS

Président du Comité.

MESDAMES, MESDEMOISELLES,

Il me reste bien peu de choses à ajouter aux paroles si éloquentes que vous venez d'entendre.

Vous avez su, Monsieur le Recteur, faire ressortir, avec une rare délicatesse d'expression en même temps qu'avec une parfaite netteté le but que, sous votre haute direction, se proposent d'atteindre nos collaborateurs. L'accueil empressé fait à votre appel, les adhésions qui nous arrivent en foule, montrent que l'entreprise vient à son heure et que nos efforts communs rencontrent, à leurs débuts, avec l'approbation des mères de famille, les encouragements non moins précieux de celles-là mêmes que nous avons le désir de convaincre et que vous avez si paternellement désignées comme les futures mamans et les futures conseillères, directrices ou préceptrices de jeunes mamans.

C'est du meilleur augure et vous avez le droit de vous en réjouir, Monsieur le Recteur, car c'est sous votre généreuse impulsion que ces conférences ont vu le jour.

Peut-être, Mesdames, n'apprendrez-vous point sans intérêt comment s'est constitué le Comité qui entreprend de vous initier aux principes essentiels de l'hygiène infantile, et puis, il faut bien que je vous explique pourquoi, alors que tant d'autres en étaient plus dignes que moi, je suis appelé aujourd'hui à l'honneur de présider ce Comité.

Comme tous ceux que préoccupe l'avenir de notre chère France, comme tous ceux qui n'ont pu voir sans un affreux serrement de cœur l'effroyable mortalité qui sévit sur les enfants au-dessous d'un an, dans les grandes villes surtout, j'ai suivi avec la plus vive sympathie l'admirable élan de philanthropie et de charité qui, depuis ces dernières années, entraîne tant de cœurs généreux dans une ardente croisade contre l'ignorance et les préjugés, à l'effet d'arracher au trépas des milliers d'innocents qui ne demanderaient qu'à vivre !

Il y a trois mois à peine, à Lille même, un des apôtres les plus convaincus de ce nouvel Evangile, dans une de ces attachantes conférences qu'il prodiguait d'un bout à l'autre de la France, aux dépens de sa santé, puisqu'il vient de succomber au champ d'honneur, victime de son dévouement à ces poupons qu'il aimait tant et qu'il a sauvés par centaines, le savant et regretté professeur Budin nous signalait avec tristesse le taux formidable de la mortalité infantile dans la région du nord de la France, et j'ai encore devant les yeux les hautes colonnes noires qui, sur ses graphiques, soulignaient lugubrement les noms de nos grandes cités ouvrières.

A l'issue de la réunion nous causâmes longuement de ces questions si graves et, captivé par la communicative ardeur de l'éminent collègue qui voulait bien m'honorer de son amitié, je lui promis qu'à mon tour, si l'occasion s'en présentait, je considérerais comme un devoir d'aider, dans la mesure de mes forces, à la diffusion des idées de défense sociale qu'il venait de mettre en relief avec tant de conviction.

Cette occasion ne s'est point fait attendre et je vous remercie, Monsieur le Recteur, de me l'avoir si rapidement fournie.

Un matin, il n'y a guère plus d'un mois, vous m'avez fait appeler dans votre cabinet et, après un très court préambule, entrant de suite dans le vif du sujet, vous m'avez demandé ce que je pensais de l'éducation qu'on donne à nos filles et si j'estimais qu'elles fussent suffisamment préparées au rôle si noble et si grave à la fois que la vie leur réserve et qui peut se résumer d'un mot : devenir une maman... C'est une question que je m'étais souvent posée, je vous l'ai dit, en raison même des conditions particulières où le destin m'a malheureusement placé. Nous sommes tombés d'accord qu'il y avait beaucoup à réformer sur ce point dans les pratiques actuelles et qu'il était nécessaire, avec toute la délicatesse convenable, d'exposer à nos filles les responsabilités qui les attendent plus tard, alors qu'elles tiendront entre leurs mains le sort de tant de petites existences frêles, et de les initier au moyen de les sauvegarder.

Le meilleur procédé, avez-vous pensé, pour atteindre le but, était d'instruire avant tout les professeurs de nos établissements féminins qui, à leur tour, feraient bénéficier leurs élèves des leçons qu'elles auraient reçues ; à ces leçons seraient en outre, admises les grandes élèves et les jeunes filles que leurs mamans désireraient y mener ou y faire accompagner.

Vous avez bien voulu faire appel à mon dévouement à l'Université ainsi qu'aux idées de préservation sociale qui nous sont également chères à tous deux, en me priant d'organiser l'enseignement d'hygiène infantile dont vous aviez senti toute l'importance et, je dirai, la nécessité. J'ai accepté cette belle mission, puisque vous m'assuriez que mon aide vous était pour ainsi dire indispensable et me suis immédiatement mis en mesure de grouper les concours qui me paraissaient les plus précieux et les plus utiles. Partout j'ai rencontré un empressement et une bonne volonté dont je ne saurais trop faire l'éloge. Mes collègues de la Faculté de Médecine les plus qualifiés par leur talent et par leur valeur professionnelle se sont gracieusement offerts sans retard et nous avons pu de suite, élaborer avec soin un programme de conférences, simple, clair, complet, subordonné à une idée directrice qui en relie intimement les différentes parties et lui donne une homogénéité à laquelle nous tenions pardessus tout.

Prenant le tout petit bébé au jour même de sa naissance, nous avons l'intention de vous démontrer comment il faut le nourrir, le soigner, le vêtir, l'élever pour tout dire d'un mot. Trop souvent, victimes de leur inexpérience ou dominées par de dangereux préjugés, entraînées aussi, nous le reconnaissons volontiers, par l'ardent désir de trop bien faire, les jeunes mamans ne se montrent pas assez sévères sur le régime qu'il convient d'imposer à ces petits êtres si délicats qui ne mènent encore qu'une existence toute végétative et dont les fonctions ont absolument besoin d'être méthodiquement, disons mieux, scientifiquement réglées.

Je ne sais plus quel spécialiste a dit, dans un langage plus physiologique que poétique, qu'un nourrisson n'était guère qu'un « tube digestif ». C'est pour cela que nous avons placé, à l'origine même de cet enseignement une leçon sur les principes généraux de l'alimentation, principes qui doivent servir de base à toutes les méthodes naturelles ou artificielles. Nous nous sommes adressés pour cette leçon fondamentale au Dr Lambling, professeur de chimie organique à la Faculté de Médecine, dont la compétence en pareille matière est universellement reconnue. Notre distingué collègue s'est fait une spécialité de toutes les questions relatives à la nutrition pour lesquelles son nom fait autorité, et nul mieux que lui n'était à même de vous bien faire saisir l'importance capitale d'une alimentation rationnelle.

L'application pratique de ces principes généraux à l'allaitement maternel et à l'allaitement artificiel fera l'objet des deux conférences suivantes, qui vous seront données par notre Collègue Oui, professeur-adjoint à la Faculté de Médecine, chargé du cours d'hygiène de la première enfance, à qui toutes ces questions sont familières, car il en a fait l'objet de ses constantes études, non seulement théoriques, mais encore pratiques, puisqu'il dirige le dispensaire Léonard Danel et qu'il est secrétaire-général de la Société de protection du premier âge.

L'allaitement maternel et l'allaitement artificiel ne sont pas les deux seuls modes d'alimentation des nourrissons ; pour des raisons qui vous seront exposées, on est amené parfois à pratiquer l'allaitement mixte. Puis, au fur et à mesure que l'enfant grandit, un changement d'alimentation s'impose, la période de sevrage survient, fertile en incidents, et durant laquelle il faut redoubler de précautions. L'étude de ces deux questions fera l'objet d'une première conférence de notre collègue Bué, professeur-agrégé à la Faculté de Médecine, président et directeur médical de l'œuvre lilloise des consultations de nourrissons.

Certes, comme je le disais en commençant, c'est le régime alimentaire qui doit tenir la première place dans les préoccupations d'une jeune maman. Mais que d'autres soins encore, et minutieux, réclame le cher bébé, pour le coucher, pour l'habillement, pour les sorties ! Le Dr Bué nous exposera dans une seconde causerie les principes essentiels de cette hygiène générale du nourrisson.

Mais voici que l'enfant grandit, qu'il se mêle un peu plus chaque jour à la vie familiale, qu'il entre en contact avec d'autres bébés de son âge... De cette fréquentation, de cette vie nouvelle, naissent des dangers nouveaux ; période critique durant laquelle le petit être, si l'on en croit les préjugés courants, doit payer largement tribut à toutes ces maladies, aux suites parfois si redoutables, qu'on désigne communément sous le nom de « maladies d'enfant ». Notre collègue Déléarde, professeur-agrégé à la Faculté de Médecine, chargé du cours de clinique médicale infantile, très versé dans ces questions qu'il a l'occasion d'étudier tous les jours dans son service, vous démontrera sans peine qu'on peut en éviter, sinon la totalité, tout au moins la majeure partie par des précautions bien comprises.

Enfin notre collègue Gaudier, professeur agrégé à la Faculté de Médecine, chargé du cours de clinique chirurgicale infantile, traitera de l'éducation physique de l'enfance, si en honneur autrefois chez les Grecs, si rigoureusement surveillée de nos jours chez nos voisins d'Outre-Manche, et à laquelle en France, on commence seulement à accorder toute l'attention qu'elle mérite. Les brillantes qualités professionnelles de notre collègue, son tempérament artistique, ses goûts de sport, le désignaient tout naturellement pour développer devant vous cet intéressant sujet.

Alors, notre tâche sera terminée, car nous vous aurons enseigné par quelles méthodes, à l'aide de quelles pratiques rationnelles, vous pourrez, de ces poupons si délicats que nous avons suivis depuis leur naissance, faire des enfants robustes, solides et bien armés pour les luttes physiques de la vie.

Pour clore la série de nos conférences, M. Victor Dubron, président du Comité du Nord de l'Alliance d'Hygiène sociale, l'éloquent avocat qui met toujours si libéralement son admirable talent de parole au service de toutes les causes généreuses, vous fera, sur l'*Ecole préparatoire des mères*, une de ces substantielles et alertes causeries dont il a le secret.

Et maintenant, avant de passer la parole à mon excellent ami le professeur Lambling, j'ai un agréable devoir à remplir auprès de vous, Mesdames, qui avez bien voulu rehausser de votre présence l'éclat de cette première leçon et consenti à patronner nos efforts. Daignez agréer l'expression de notre reconnaissante et respectueuse gratitude. Nul encouragement ne pouvait nous être plus précieux et plus utile dans l'œuvre délicate que nous tentons ; bien que nos auditrices fussent assurées de retrouver ici le père, laissez-moi dire le papa, sous le conférencier, votre présence rassurera néanmoins les consciences les plus timorées et vous aurez ainsi votre bonne part d'un succès que nous aimons à escompter vif et durable, car il aura pour résultat la préservation d'un certain nombre de ces petites existences si précieuses au cœur de toutes les mamans.

I

PRINCIPES GÉNÉRAUX DE L'ALIMENTATION[1]

PAR LE Dr LAMBLING

Professeur à la Faculté de Médecine de Lille.

L'alimentation des nouveau-nés et des enfants, qui doit faire l'objet de quelques-unes de ces conférences, n'est qu'un cas particulier du problème général de l'alimentation, et pour bien saisir ce cas spécial, une claire intelligence de l'ensemble est nécessaire.

Il est indispensable notamment, pour bien comprendre ce que représente un aliment, de savoir d'où il vient, comment il se forme, ce qu'il nous apporte et ce qu'il devient pendant qu'il nous

1. Une partie de ce texte est empruntée à la conférence de l'auteur sur les *Aliments*, publiée dans les *Causeries pédagogiques* de M. G. Lefèvre, doyen de la Faculté des Lettres de Lille, et que l'éditeur, M. Ch. Delagrave, nous a autorisé à reproduire.

sert. Notre nutrition ne constitue, en effet, que quelques-uns des anneaux d'une chaîne ininterrompue de phénomènes, auxquels participent tous les êtres vivants, et l'on ne comprend bien ce qui nous touche que si l'on regarde à la fois en deçà et au delà, c'est-à-dire si l'on replace les phénomènes de notre nutrition dans la suite des opérations dont ils ne sont qu'une partie.

Qu'est-ce donc que la nutrition ? C'est essentiellement un double phénomène d'usure et de réparation, de dépenses et de recettes. Les organismes sont, en effet, dans toutes leurs parties en état de constant renouvellement, parce qu'ils sont en voie de perpétuelle usure. Cette permanence dans les formes et dans la composition que nous révèlent l'examen microscopique et l'analyse chimique des tissus n'est que l'apparence extérieur des choses. La réalité est une succession ininterrompue d'écroulements et de restitutions, d'usures et de réparations. C'est que tout acte vital implique une usure des tissus et une production de déchets qui sont éliminés au dehors, tandis que d'autre part ces pertes sont sans cesse compensées par l'apport de matériaux nouveaux venus du dehors et adaptés à l'organisme par le travail de réparation.

Ces deux opérations de destruction et de réparation résument tout le travail de la nutrition. Elles résument même la vie tout entière, car à travers l'infinie variété des formes du monde animal et du monde végétal, ce double phénomène apparaît comme la caractéristique la plus générale de la vie. On l'observe chez le végétal, comme chez l'animal, chez l'être monocellulaire comme chez les organismes supérieurs. *La vie*, a dit Claude Bernard, avec une apparence de paradoxe, *c'est la création*, c'est-à-dire le travail d'organisation, de réparation, et *la vie, c'est la mort*, c'est-à-dire la destruction liée à toute manifestation d'un phénomène chez l'être vivant.

I

On saisit donc, suivant l'expression de Claude Bernard « comme un courant de matière qui traverse incessamment les organismes et les renouvelle dans leur substance, en les maintenant dans leur forme. » En quoi consiste ce courant alimentaire ?

Pour nous en faire une première idée, d'abord réduite et simplifiée, supposons pour un instant que tous les êtres vivants, végétaux et animaux soient confondus en un organisme unique que nous appellerons la « matière vivante ». Nous aurons donc, d'une part, la matière vivante que je représente par cette cellule, et tout autour d'elle, le milieu minéral, la matière brute. Comment la matière vivante se nourrit-elle aux dépens du milieu qui l'entoure ? Que se passe-t-il depuis le moment où la matière brute pénètre dans la matière vivante, s'organise pour prendre part à la vie, jusqu'au moment où elle est restituée au milieu ambiant sous la forme de déchets redevenus purement minéraux ? Suivons ces transformations et nous aurons une première formule très large et très générale des phénomènes de la nutrition.

Lorsqu'on soumet à l'analyse chimique la matière vivante ou animale, on constate qu'elle est partout composée des mêmes corps simples qui sont le carbone, l'hydrogène, l'oxygène, l'azote, le soufre et le phosphore, pour ne citer que les plus importants.

Comment ces éléments sont-ils devenus de la matière vivante ? L'observation physiologique montre que ces corps simples sont empruntés au monde minéral sous les formes que voici :

Le carbone sous la forme d'acide carbonique.
L'hydrogène — d'eau.
L'azote — d'ammoniaque.
Le phosphore — d'acide phosphorique.
Le soufre — d'acide sulfurique.

C'est sous cette forme que ces éléments pénètrent dans la matière vivante. Avec ces substances la matière vivante fabrique des composés organiques complexes qui sont les matériaux constituants des tissus. Ces corps sont :

1° Des albumines ;

2° Des graisses ;

3° Des hydrates de carbone.

Donnons une idée sommaire de ces trois catégories de composés.

Le type des albumines, c'est le blanc d'œuf. La viande est presqu'entièrement composée d'albumines diverses. La matière albumineuse du lait, c'est la caséine, c'est-à-dire le fromage. Dans la farine, donc dans le pain, se trouve aussi une sorte d'albumine qu'on appelle le gluten. Bref, il n'y a point de tissu vivant qui ne contienne une ou plusieurs variétés d'albumines.

Les graisses n'ont point besoin d'une longue description, puisque nous manions et consommons plusieurs d'entre elles presque à l'état de pureté. Elles sont d'origine animale comme le beurre ou le saindoux, ou d'origine végétale comme l'huile d'olive ou l'huile d'œillette.

Enfin les hydrates de carbone comprennent toutes les variétés d'amidon (amidon du pain, fécule de la pomme de terre) et toutes les variétés de sucre (sucre des fruits, sucre de lait, sucre de betterave ou de canne).

Ainsi avec des corps purement minéraux, acide carbonique, eau, ammoniaque, etc., la matière vivante fabrique des albumines, des graisses, des hydrates de carbone, et ce sont ces matériaux qui constituent les tissus des êtres vivants.

Il y a entre ces substances et les matériaux qui ont servi à les produire, il y a entre l'albumine par exemple et l'eau, l'acide carbonique, l'ammoniaque qui ont servi à construire cette albumine, la même relation de grandeur qu'entre la maison qui nous abrite et une brique ou une pierre de taille. C'est ce que l'on exprime en chimie en disant que ces susbtances sont des molécules très grosses, des édifices moléculaires très élevés.

Ainsi nous pouvons nous représenter l'acide carbonique comme formé d'une petite masse ou atome de carbone C, liée à deux petites masses ou atomes d'oxygène O :

$$O = C = O$$

C'est donc là, une molécule, une construction atomique très simple.

Si je voulais représenter l'albumine par une figure analogue, j'arriverais à une construction infiniment plus compliquée, car les chimistes écrivent l'albumine :

$$C^{726}\ A^{1171}\ Az^{191}\ O^{214}\ S^{5}$$

et il faudrait donc imaginer 726 petites masses ou atomes de carbone, formant un édifice avec 1.171 atomes d'hydrogène et 191 atomes d'azote, etc., et il est donc légitime de dire que si l'acide carbonique est comparable à une brique, l'albumine construite par la matière vivante à partir de matériaux tels que l'acide carbonique est comparable à un édifice assez élevé et très compliqué.

Que deviennent par la suite ces substances si complexes ? Elles sont peu à peu démolies. Par le jeu de la vie, les tissus s'usent, se détruisent. Les matières organiques complexes qui les constituent se réduisent en fragments plus simples. Tous ces grands édifices moléculaires s'écroulent peu à peu, jusqu'à ce que chaque brique, chaque pierre de taille ait été remise à nu, c'est-à-dire jusqu'à ce que tout le carbone soit revenu à l'état d'acide carbonique, tout l'hydrogène à l'état d'eau, tout l'azote à l'état d'ammoniaque, tout le soufre et tout le phosphore à l'état d'acide sulfurique et d'acide phosphorique, c'est-à-dire que le cycle des opérations de la vie se termine et se referme sur lui-même par la réapparition et le retour au monde minéral des matériaux par lesquels nous l'avons vu débuter tout à l'heure.

II

Nous avons raisonné jusqu'à présent comme si végétaux et animaux étaient confondus en une masse unique que nous avons appelée la matière vivante.

Pour aller plus loin, il est nécessaire maintenant de rétablir la distinction entre les deux règnes. Séparons donc la matière vivante, en une partie végétale et une partie animale, puis reprenons avec plus de détails le cycle des opérations que nous avons résumées précédemment.

Nous avons dit tout à l'heure qu'avec de l'eau, de l'acide carbonique, de l'ammoniaque, la matière vivante produit des albumines, des graisses, des hydrates de carbone. Mais cette production a-t-elle lieu dans la matière vivante animale ou dans la végétale, ou dans l'une et l'autre ?

Vous connaissez d'avance, n'est-il pas vrai, la réponse à cette question. Vous savez que l'homme et les animaux ne se nourrissent pas d'eau, d'acide carbonique, d'ammoniaque, etc... L'observation banale, un simple coup d'œil jeté autour de nous, nous apprend que tous les animaux se nourrissent directement ou indirectement aux dépens du règne végétal. L'homme se nourrit, par exemple, de légumes et de pain qui lui sont fournis par le règne végétal, et de viande, qui lui vient d'un herbivore comme le bœuf ; mais ce bœuf lui-même s'est nourri d'herbe.

L'observation physiologique précise vérifie cette constatation d'observation banale en démontrant que c'est toujours le règne végétal qui directement ou indirectement fournit aux animaux les albumines, les graisses et les hydrates de carbone dont ceux-ci ont besoin. C'est donc le règne végétal qui produit ces matériaux. Comment les produit-il ?

Ici nous touchons à un fait capital, au phénomène le plus considérable de la vie à la surface du globe. Nous sommes ici, si l'on peut dire ainsi, au seuil de la porte par laquelle pénètre toute la vie des organismes. C'est par là qu'ils reçoivent toute la *matière* qui va les constituer. Par là, ils reçoivent aussi autre chose, dont je n'ai point encore parlé, je veux dire l'*énergie* qui alimente la vie.

Précisons bien ce phénomène. C'est le règne végétal qui fabrique les albumines, les graisses, les hydrates de carbone. Tout le règne végétatif ? Non. Il n'y a que les plantes vertes qui possèdent ce pouvoir, c'est-à-dire celles qui portent dans leurs feuilles, dans leurs tissus ces granulations vertes que les botanistes appellent la chlorophylle.

Ces granulations chlorophylliennes représentent un des mécanismes les plus curieux parmi tous ceux que les êtres vivants offrent à notre étude.

Sans ces granulations nous ne serions rien, nous ne serions pas. Lorsque vous voyez passer devant vous, à la ville ou à la campagne, toutes les bêtes de trait que l'homme a pliées à son usage, lorsque le long d'une tranchée vous voyez une équipe de terrassiers maniant la pioche, lorsqu'un régiment défile dans la rue, vous êtes-vous déjà demandé quelle est l'origine de l'énergie, disons plus simplement, de la force, que dépensent tous ces organismes ? Eh bien, cette énergie leur est fournie par le tranquille et silencieux travail de la feuille verte, de la granulatiou chlorophyllienne. Et la chlorophylle elle-même, à qui emprunte-t-elle cette énergie? Car elle ne la crée pas. Vous savez bien que l'énergie ne se crée pas, pas plus que la matière ? La feuille verte emprunte cette énergie à la radiation solaire.

Voici en gros ce qui se passe. La matière première avec laquelle travaille la feuille verte, c'est d'abord l'eau H^2O et l'acide carbonique CO^2. L'eau est fournie par le sol où la puisent les racines; l'acide carbonique est contenu dans l'air atmosphérique. Ce sont là des matériaux complètement brûlés, complètement oxydés. A ce couple $H^2O + CO^2$, la plante arrache de l'oxygène qui se dégage.

$$H^2O + CO^2 = O^2 + CH^2O$$

Cette opération de désoxydation coûte, bien entendu, du travail. Vous savez bien que l'hydrogène et l'oxygène se combinent avec beaucoup d'énergie, en dégageant beaucoup de chaleur, avec explosion dans certaines conditions. De même, le carbone et l'oxygène se combinent aussi avec énergie, en dégageant une grande quantité de chaleur, celle-là même que nous utilisons chaque jour pour nous chauffer. Or, l'opération inverse, qui consiste à arracher de l'oxygène à l'eau et à l'acide carbonique, coûte de l'énergie, c'est-à-dire qu'il faut fournir de la chaleur pour que cette opération puisse s'effectuer.

Ce n'est pas tout. Ce reste CH^2O qui termine l'équation chimique ci-dessus, que représente-t-il ? Multiplions tous les termes de cette équation par 6 et il viendra :

$$\underset{\text{Eau}}{6H^2O} + \underset{\text{Ac. carb.}}{6CO^2} = \underset{\text{Oxyg.}}{6O^2} + \underset{\text{Sucre}}{C^6H^{12}O^6}$$

Cette formule $C^6H^{12}O^6$ est celle du sucre, c'est-à-dire que non seulement la granulation verte arrache de l'oxygène à CO^2 et à H^2O, mais avec ce qui reste elle construit un corps complexe, le sucre, c'est-à-dire un hydrate de carbone. Par des opérations analogues elle fait de la graisse, et avec l'intermédiaire d'autres matériaux, elle édifie des albumines. Mais cette construction coûte nécessairement de la chaleur, car de même que le maçon doit fournir une certaine quantité de travail pour poser l'une sur l'autre les briques d'une maison et élever peu à peu son édifice, de même la construction de ces corps complexes représente une dépense d'énergie.

Cette énergie est fournie par la radiation solaire. Quand un rayon de soleil tombe sur la feuille verte, sur la granulation chlorophyllienne, il est réfléchi mais il n'est plus au départ ce qu'il était à l'arrivée. Analysons en effet ces deux rayons à l'aide d'un prisme. Vous savez que lorsqu'un rayon de lumière blanche traverse un prisme, ce rayon se décompose et s'épanouit en fournissant ce que l'on appelle un spectre, c'est-à-dire, la juxtaposition des sept couleurs de l'arc-en-ciel, depuis le rouge jusqu'au violet.

Analysons de même le rayon réfléchi par la feuille verte. Nous obtiendrons encore les sept couleurs, mais on verra des bandes obscures. Ce sont des rayons qui manquent parce que la feuille verte les a retenus. Elle s'est servie, en effet, de la chaleur apportée par ces rayons pour accomplir les travaux chimiques que je viens d'expliquer, c'est-à-dire pour construire nos futurs aliments, les albumines, les graisses, les hydrates de carbone, et l'énergie ainsi empruntée à la feuille verte au soleil, elle est maintenant accumulée, silencieuse, latente, dans ces substances alimentaires.

Chacun des aliments ainsi construits par la plante verte représente donc pour nous, non seulement les matériaux dont nous avons besoin pour construire ou réparer nos tissus, mais encore l'énergie que nous dépensons pour accomplir nos actes vitaux.

Ainsi la betterave, par exemple, emprunte à la terre et à l'air, de l'eau et de l'acide carbonique. Avec ces matériaux, elle produit du sucre. Chaque gramme de sucre représente environ 4 calories, 4 unités de chaleur empruntées par la plante verte au soleil qui l'éclaire. Suivons maintenant les transformations de cet aliment à travers la matière vivante. Si la betterave poursuit son existence normale, elle consommera elle-même ce sucre, car, il est bon de le faire remarquer en passant, la betterave travaille pour elle et non pour nous, et il n'entre pas du tout dans le plan physiologique suivant lequel évolue cet organisme, que son sucre serve à sucrer notre café. C'est là un fait purement contingent. Dans l'ordre naturel des choses, il viendra, en effet, un moment où cette plante poussera une hampe, épanouira des fleurs, formera des graines, c'est-à-dire accomplira une série de travaux au cours desquels elle brûlera sa réserve de sucre.

Au contraire, si un fabricant de sucre intervient brutalement dans la vie de cette betterave, celle-ci sera arrachée, transportée et travaillée dans une usine et son sucre apparaîtra sur notre table. J'ai consommé ce sucre aujourd'hui, il a passé du tube digestif dans le sang, du sang dans les muscles, et en ce moment, par le fait du travail qu'accomplissent les muscles de mon bras, ce sucre est brûlé, c'est-à-dire ramené à l'état d'eau et d'acide carbonique d'après l'équation :

$$\underset{\text{Sucre}}{C^6H^{12}O^6} + \underset{\text{Oxygène}}{6\,O^2} = \underset{\text{Eau}}{6\,H^2O} + \underset{\text{Ac. carb.}}{6\,CO^2}$$

Or, cette opération chimique est exactement

inverse de celle qui a donné naissance au sucre au cours du travail chlorophyllien, et chaque gramme de sucre ainsi brûlé me restituera les quatre calories, les quatre unités de chaleur que l'été dernier, dans quelque plaine flamande, la feuille verte d'une betterave a emprunté à la lumière solaire. Et que sont devenues ces quatre calories ? Elles ont été dépensées en partie sous la forme du travail effectué par mon bras, et en partie sous la forme de chaleur.

Ainsi ces matières organiques complexes, élaborées par la plante verte, albumines, graisses, hydrates de carbone, ont pour nous une double signification alimentaire : elles représentent non seulement les matériaux de construction de notre machine animale, mais encore le combustible de cette machine ; elles nous apportent à la fois de la matière et de l'énergie.

Tous les êtres vivants autres que les plantes vertes, c'est-à-dire les animaux et les végétaux inférieurs, vont donc chercher ainsi ce dont ils ont besoin, la matière et l'énergie, dans les matériaux alimentaires fabriqués par la plante. Ces matières représentent, si l'on peut dire ainsi, le gâteau sur lequel se ruent, dans une universelle curée, tous les autres êtres vivants. Tous ne trouvent pas place à la table, mais il y a des reliefs au festin. Je veux dire que ceux que leur nature empêche de consommer directement ces substances se contentent des déchets devenus inutiles pour d'autres.

Prenons comme exemple le sucre. La plante verte le produit en partant de l'eau et de l'acide carbonique et y accumule une certaine quantité d'énergie. Si ce sucre est fourni comme aliment à de la levure de bière, celle-ci le consomme en le décomposant et elle laisse, comme résidu de son opération vitale, de l'alcool. Mais l'alcool retient encore une grande partie de l'énergie primitivement accumulée dans le sucre par la plante verte, et un autre être vivant peut faire de ce résidu son aliment. Etendons en effet cet alcool d'une quantité suffisante d'eau et semons-y le mycoderme du vinaigre, un ferment étudié par Pasteur. Cet alcool sera oxydé et le mycoderme laissera comme déchet de l'acide acétique. Mais l'acide acétique est encore porteur d'un reste de l'énergie du sucre. Neutralisons cet acide par de la soude de façon à le transformer en acétate de soude, puis abandonnons cette solution à l'air. Bientôt il y poussera des moisissures blanches qui brûleront l'acide acétique et le réduiront finalement à l'état d'acide carbonique et d'eau.

Chacun de ces organismes, levure, mycoderme, moisissure, a donc fait descendre au sucre un échelon dans l'échelle des destructions et en a recueilli au profit de ses opérations vitales, une partie de l'énergie que la plante verte avait jadis accumulée dans ce sucre, les déchets de l'un servant chaque fois d'aliment au suivant.

N'avais-je point raison de dire que dans tout le cycle des phénomènes de la nutrition, le travail de la feuille verte représente l'opération initiale ? C'est par là que pénètre dans le tourbillon vital, non seulement la matière qui va constituer les organismes, mais encore toute l'énergie qu'ils vont dépenser pour vivre. Ces produits que la matière vivante a conduits au bas de l'échelle des destructions, eau, acide carbonique, etc., ces matériaux usés dont aucun être vivant ne veut plus, c'est la plante verte qui les ramasse en quelque sorte. C'est par elle que ces déchets, remontant tout d'un coup, grâce à la chaleur solaire, l'échelle qu'ils viennent de descendre peu à peu, reproduisent les matières organiques d'où ils provenaient et recommencent sous cette forme l'éternel cycle des mêmes transformations.

Nous pourrions donc comparer la plante verte à un ouvrier qui patiemment ferait monter de l'eau jusqu'à un réservoir installé au faîte d'une maison, puis cette eau s'écoule en sens inverse. A chaque étage sont installés des consommateurs et chacun d'eux tend à cette chûte d'eau sa machine animale pour lui emprunter la force dont il a besoin, jusqu'à ce que de chute en chute l'eau soit revenue au niveau dont elle était partie, après avoir laissé en route toute la force qu'elle portait avec elle. Et l'ouvrier, je veux dire la feuille verte, toujours actionnée par la lumière solaire, recommence sans cesse son travail d'élévation, c'est-à-dire de construction des matières alimentaires.

Maintenant que nous avons montré le cycle complet que parcourent nos aliments, que nous savons qu'ils proviennent toujours de la plante verte et qu'après avoir parcouru la chaîne des êtres vivants, ils retournent toujours à cette origine sous la forme de déchets divers, examinons de plus près la partie qui dans ce cycle nous touche, qui touche l'espèce humaine.

III

Voyons d'abord de plus près comment dans nos rations habituelles ces aliments sont associés.

Un adulte bien nourri consomme en un jour environ :

Albumine	90	grammes.
Graisse	75	—
Hydrates de carbone	300	—

Chacune de ces trois catégories de substances fournit par sa destruction dans l'organisme une certaine quantité d'énergie que l'on peut exprimer par un certain nombre d'unités de quantité de chaleur ou calories, la calorie étant la quantité de chaleur nécessaire pour élever de 1° la température de 1 kilogramme d'eau. Ces quantités sont en chiffres ronds :

Pour 1 gramme d'albumine	4	calories.
Pour 1 gramme de graisse.	9	—
Pour 1 gramme d'hydrate de carbone . .	4	—

Remarquons tout de suite que pour un même poids, les graisses nous fournissent plus du double de la quantité de chaleur que donnent les deux autres catégories d'aliments. Il vient donc :

Albumine	90 × 4 =	360
Graisse.	75 × 9 =	675
Hydrates de carbone	300 × 4 =	1.200
		2.235

Soit donc environ 2.200 calories, ce qui pour un adulte d'un poids de 65 kilogrammes représente de 30 à 35 calories par kilogramme. Retenons ce chiffre. Nous verrons dans un instant combien la dépense en calories de l'enfant est relativement plus considérable que celle de l'adulte.

Ainsi à la fin de la journée, quand toute la ration a été brûlée, l'organisme a recueilli 2.200 calories, et chez l'ouvrier qui vit du travail de ses bras et qui consomme des rations plus fortes, cette dépense peut aller jusqu'à 5.000 calories. C'est là une quantité de chaleur considérable. Essayons de nous la représenter matériellement : 5.000 calories, c'est la quantité de chaleur nécessaire pour porter de 0 à 100°, 50 litres d'eau ; c'est là une opération que chacun de nous se représente assez aisément et pour laquelle il faut un feu puissant.

A quoi servent maintenant ces 2.200 à 5.000 calories ?

Elles servent d'abord à entretenir notre température propre. Vous savez que quelle que soit la température extérieure, l'homme se maintient à lui-même une température constante, indépendante des variations extérieures et qui est voisine de 37°. Chacun de nous représente donc un petit calorifère ambulant et de ce chef nous dépensons un minimum de 1.600 à 1.800 calories.

Viennent ensuite les dépenses en travaux mécaniques. L'homme se remue, marche, soulève son propre poids ; il exécute, surtout lorsqu'il vit du travail de ses bras, des labeurs considérables. De ce chef nous dépensons un surplus de 500 à 2.000 calories par jour.

Donc, dépense de chaleur et dépense de travail, voilà à quoi est employée surtout l'énergie que nous apportent nos aliments.

Il est clair que notre ration devra être adaptée à la nature de ces dépenses, c'est-à-dire présenter telle ou telle composition, selon qu'il s'agit de produire surtout de la chaleur ou surtout du travail. Or, si l'on compare à ce point de vue la ration de l'adulte à celle de l'enfant, on est conduit à des constatations très intéressantes.

Quand l'adulte doit résister à des froids considérables, il augmente instinctivement dans sa ration la quantité des graisses, c'est-à-dire de l'aliment qui a le pouvoir calorifique le plus considérable. On sait le penchant instinctif que manifestent pour les graisses et les huiles les habitants des régions polaires et la répugnance qu'inversement l'on éprouve en été pour les aliments trop gras.

Au contraire, quand l'adulte doit fournir des travaux mécaniques plus considérables, c'est surtout et d'abord aux hydrates de carbone, amidon et sucres, qu'il s'adresse pour renforcer sa ration. C'est, en effet, la quantité de pain, de pomme de terre, de légumineuses que l'ouvrier grossit sitôt qu'il doit fournir un surcroît d'efforts.

Ces deux caractéristiques se retrouvent chez le nouveau-né avec une netteté remarquable, selon qu'on le considère avant ou après l'époque du sevrage.

Pendant la première année de son existence, l'enfant ne fournit aucun travail mécanique de quelqu'importance, mais il doit faire face à des pertes de chaleur qui sont considérables et cela pour des raisons d'ordre géométrique. Nous nous refroidissons en effet par la surface de notre corps. C'est l'étendue de cette surface, par rapport au poids, qui détermine la grandeur du refroidissement que nous subissons.

Or, par rapport à son poids le nouveau-né a une surface beaucoup plus considérable que l'adulte, comme le montre le petit tableau que voici :

	Poids.	Surface du corps.
Nourrissons de quelques semaines.	4 kilogr.	30 déc. carrés.
Adulte.	68 —	200 —

On voit donc que pour un poids 16 à 17 fois plus fort, l'adulte a une surface qui n'est que 6 à 7 fois plus grande. La surface de refroidissement est donc, toute proportion gardée, beaucoup plus grande chez l'enfant que chez l'adulte, et ses besoins par suite sont beaucoup plus considérables. De fait, l'observation montre que l'enfant doit trouver dans sa nourriture environ 100 calories par kilogramme, tandis que l'adulte se contente, comme nous l'avons vu, de 30 calories. D'une manière générale les petits êtres consomment proportionnellement beaucoup plus que les grands et d'autant plus qu'ils sont plus petits. Ainsi un moineau mange, toute proportion gardée, environ 20 à 22 fois plus qu'un homme. Vous voyez que l'expression : « avoir un estomac d'oiseau » n'est guère justifiée.

Donc le nouveau-né fait des dépenses de chaleur considérables, et la nature a pourvu à ce besoin en fournissant à l'enfant une nourriture riche en graisse, bien plus riche proportionnellement que celle de l'adulte, ainsi que le montre le tableau ci-après :

	Sur 100 calories apportées par la ration, l'organisme en a trouvé :		
	Dans l'albumine.	Dans la graisse.	Dans les hydrates de carbone.
Chez l'adulte des classes aisées	19	30	51
Chez l'enfant au sein . .	18	53	29

Ainsi, tandis que l'adulte demande aux graisses le tiers à peine de sa dépense, l'enfant emprunte à cet aliment plus de la moitié de l'énergie qu'il consomme, et au fur et à mesure que l'on considère les nouveau-nés des mammifères vivant dans des milieux plus froids, l'importance de l'aliment gras augmente.

Ainsi on trouve :

Dans le lait de vache . .	36 à 40 gr.	de beurre	par litre.
— renne . .	171	—	—
— dauphin[1].	438	—	—

L'énorme quantité de graisse contenue dans le lait de dauphin est une adaptation à cette double condition d'existence, à savoir que ce mammifère n'est pas seulement un habitant des régions polaires, mais encore un animal marin, c'est-à-dire que son nouveau-né, plongé dans un milieu bien plus conducteur que l'air, doit faire face à des pertes de chaleur énormes.

1. Il s'agit ici d'un delphinide (*Globiocephalus melas*), qui vit, non comme le dauphin commun dans la Méditerranée, mais dans les mers du Nord de l'Atlantique.

A mesure que l'enfant grandit, la nature de ses dépenses change. A côté de la dépense de chaleur qui continue à être importante, il fait des dépenses croissantes de travail mécanique. Vous savez à quelle gymnastique incessante et qui pour un adulte serait extrêmement fatigante, se livre un enfant de douze à quinze mois qui commence à marcher. Aussi voyons-nous sa ration prendre peu à peu un autre type et évoluer lentement vers celle de l'adulte C'est la période difficile de l'alimentation du sevrage, que nous étudierons spécialement dans une autre conférence.

Pour terminer, je voudrais revenir sur cette notion fondamentale en matière de nutrition, à savoir que nous vivons et que nous ne pouvons vivre que de l'énergie accumulée dans les albumines, les graisses et les hydrates de carbone. C'est cette énergie que nous dépensons sous des formes diverses, quand nous détruisons ces substances dans notre corps.

Tout acte vital quel qu'il soit est une dépense d'énergie et à toute dépense d'énergie correspond une destruction de matériaux organiques, une usure, de même qu'à toute roue qui tourne dans une usine correspond une certaine dépense de combustible dans le foyer de la machine.

Et il n'y a point de philtre, point de drogues, de médicament mystérieux qui puisse soustraire la matière vivante à cette loi inéluctable. Ni la coca, ni la kola, ni aucun des prétendus aliments d'épargne, dont l'emploi se justifie d'ailleurs pour d'autres raisons, ne peuvent empêcher qu'à un travail fourni ne corresponde une destruction d'aliments ou de réserves alimentaires.

Vivre, c'est dépenser de l'énergie, et cette énergie nous la trouvons dans nos aliments, matériaux qui ont été construits par la plante verte et qui sont devenus grâce à elle les véhicules de l'énergie solaire. C'est de cette énergie que nous vivons en dernière analyse.

II

L'HYGIÈNE DE LA PREMIÈRE ENFANCE

(ALLAITEMENT MATERNEL)

PAR LE Dr OUI

Professeur à la Faculté de Médecine de Lille.

MESDAMES, MESDEMOISELLES,

Un professeur de la Faculté de Paris, mon maître et ami, M. Pinard, a fait écrire sur les murs de sa salle de cours, la phrase suivante : *L'enfant a droit au lait de sa mère,* ce qui a pour corollaire cet autre principe : *La mère doit nourrir son enfant.*

Ce n'est point là, seulement, une question de sentiment, bien que ce soit au sentiment, surtout, qu'on ait fait appel, depuis saint Jean Chrysostome, au IVe siècle, jusqu'à Jean-Jacques Rousseau, au XVIIIe siècle.

S'il est du devoir de la mère de nourrir elle-même son enfant, il y a pour cela des raisons scientifiques que nous allons examiner très brièvement.

Il y a deux façons de procéder lorsqu'il s'agit de nourrir un enfant. Ou bien on le nourrit au sein, ou bien on le nourrit artificiellement, c'est-à-dire avec le lait d'un animal dont le plus utilisé est celui de la vache.

Or, le lait de femme et le lait de vache ont des compositions extrêmement différentes.

M. le professeur Lambling vous a indiqué, dans sa dernière leçon, quels sont les éléments constituants du lait, seul aliment naturel de l'enfant. C'est, d'un côté, la caséine, c'est le lactose, c'est le beurre, c'est enfin une certaine quantité de sels dont les principaux sont les phosphates.

Or, si l'on compare la composition du lait de femme avec celle du lait de vache, on voit que le premier contient 16 grammes de caséine et d'albumine alors que l'autre en contient 33, soit plus du double. Alors que le lait de femme contient 63 grammes de matières sucrées, le lait de vache n'en contient que 55. La différence est moins forte pour la graisse. En effet, le lait de femme en contient 36 grammes et le lait de vache 40. Enfin, ce dernier est plus riche en phosphates et en sels que le lait de femme, puisqu'il en contient environ 6 grammes, tandis que l'autre n'en a que 2 gr. 50.

Il en résulte donc que le lait de vache est beaucoup trop riche en matières albuminoïdes et trop pauvre en sucre. Or, d'après les chiffres qui vous ont été fournis récemment par M. le professeur Lambling, vous savez quelle importance jouent les graisses et les sucres dans l'alimentation du nourrisson.

Mais cette différence dans la composition chimique des deux laits n'est pas la seule raison pour préférer l'allaitement maternel à l'allaitement artificiel. Il y en a d'autres que je vais vous signaler.

D'abord, au point de vue digestif, le lait de femme se comporte dans l'estomac de l'enfant tout autrement que le lait de vache. Il se digère beaucoup plus facilement.

Que se passe-t-il dans l'estomac d'un enfant lorsque le lait y arrive ?... Un ferment, appelé présure, qui se trouve dans l'estomac de tous les jeunes mammifères agit sur lui et le coagule. — On se sert de ce ferment dans l'industrie du fromage pour coaguler le lait. — Mais, cette présure agit d'une façon différente sur le lait de femme et sur le lait de vache. Lorsque le nouveau-né est nourri au sein, le ferment coagule en parties très fines les matières albuminoïdes, tandis que lorsque le nourrisson prend du lait de vache, il se forme des caillots épais et compacts qui rendent la digestion très difficile. Au bout d'une demi-heure environ après le repas, lorsqu'on retire au moyen d'une sonde le produit de la digestion, on s'aperçoit que l'estomac de l'enfant nourri au sein ne contient presque plus de lait, tandis qu'au bout de trois quarts d'heure, celui de l'enfant alimenté artificiellement renferme encore des caillots de lait coagulé.

Dans certains cas, on en a trouvé après deux heures et demie et même trois heures.

D'ailleurs, il ne faut pas oublier que la digestion qui s'est produite dans l'estomac est incomplète et qu'elle ne sera terminée que dans l'intestin où les sucs sécrétés par les glandes du tube digestif vont agir sur le beurre, sur le sucre de lait, et sur la caséine coagulée.

La digestion intestinale des gros caillots compacts sera lente, difficile et incomplète alors qu'elle sera complète et rapide si elle agit sur les caillots très fins du lait de femme ayant passé par l'estomac. Dans le premier cas, un grand nombre de matériaux nutritifs ne pourront pas être absorbés par l'intestin et seront rejetés au dehors.

On s'en aperçoit d'une façon très nette dans la pratique. En effet, un nourrisson qui prend le sein et un nourrisson nourri au biberon ont des selles tout à fait différentes. Alors que le premier a des selles molles et d'une couleur jaune bouton d'or exhalant une odeur aigrelette qui n'a rien de désagréable, l'autre a des selles compactes, ayant la consistance et la couleur grisâtre du mastic et dégageant une odeur qui prouve bien qu'il s'est produit dans l'estomac et l'intestin de l'enfant élevé au biberon des fermentations nuisibles à l'organisme.

Et tout cela ne serait rien s'il n'y avait une autre raison plus forte qui milite en faveur de l'allaitement maternel.

En effet, lorsque l'enfant est nourri au sein, il boit du lait stérile, tandis qu'au contraire il absorbe du lait souillé s'il est nourri au biberon.

Je n'ai pas besoin, je crois, de décrire ici toute la série d'opérations que subit le lait de vache depuis la traite jusqu'au moment où il est remis à la cuisinière. Qu'il me suffise de dire que les poussières de l'air, la malpropreté de l'animal et des récipients où l'on recueille le lait, souvent aussi, la saleté des mains de certains laitiers, sont des causes importantes et toujours agissantes d'infection microbienne du lait de vache. Au contraire, dans l'allaitement maternel, le lait passe directement du sein de la femme à la bouche de l'enfant, et ce lait est stérile lorsque l'organisme de la mère est sain.

Voilà, Mesdames et Mesdemoiselles, la principale des causes qui font préférer l'alimentation au sein à l'alimentation artificielle.

Et l'ensemble des raisons que je viens de vous exposer se traduit par des chiffres convaincants.

Si on examine, en effet, la statistique de la

mortalité infantile, surtout dans les milieux peu aisés, on constate que les décès d'enfants âgés de moins d'un an et nourris au sein s'élèvent à 15 p. 100 alors qu'ils atteignent 30 p. 100, soit le double, chez les enfants nourris au biberon. C'est le résultat de l'alimentation vicieuse que constitue l'allaitement artificiel.

Mais, répondra-t-on, on peut faire l'allaitement au sein autrement que par l'allaitement maternel, il y a des nourrices et les mères peuvent se dispenser de nourrir elles-mêmes leurs enfants.

La question n'est pas aussi facile à résoudre qu'on le suppose parce que, généralement, on ne peut guère se procurer, pour un nouveau-né, que des nourrices dont les enfants sont âgés de trois, quatre, cinq, six et même sept mois, et dont le lait convient mal à un enfant moins âgé. D'autre part, les observations scientifiques semblent prouver qu'il y a dans le lait de chaque femme quelque chose de particulier qui fait qu'il est mieux adapté aux besoins de son enfant, que celui d'une personne étrangère. De plus, l'enfant d'une autre femme n'inspire souvent à la nourrice qu'un intérêt très relatif. La nourrice est fréquemment indocile, n'en veut faire qu'à sa tête et reste souvent rebelle aux avis les plus sages.

Enfin, il faut aussi se demander ce que deviennent les enfants des nourrices. Bien souvent, ils deviennent malades et meurent. Des observations nombreuses ont été faites à ce sujet. Parmi elles, je vous citerai celles du Dr Brochard qui, pendant l'hiver de 1870-71, malgré une période de froid rigoureux et de misère extrême, a constaté que, dans son canton, la mortalité des nourrissons était beaucoup moins importante que les années précédentes. Cela tenait tout simplement à ce que, au lieu d'aller à Paris pour s'engager comme nourrices, les mères étaient restées dans leur pays pour nourrir elles-mêmes leurs enfants. De ce fait, la mortalité infantile avait baissé de moitié.

Il faut reconnaître que l'allaitement maternel est trop souvent abandonné pour des raisons qui ne sont pas toujours justifiées. La plupart du temps, c'est par pure légèreté de la maman qui ne se rend pas compte de ses devoirs de mère et de l'intérêt de son enfant. Trop souvent, elle fait appel à une nourrice pour avoir la possibilité d'assister le soir à des dîners ou d'aller en visites l'après-midi. Elle invoque, pour ne pas allaiter, des raisons de santé qui ne sont pas fondées. Quelquefois, ce sont les grands parents qui s'opposent à ce que la jeune mère nourrisse elle-même le nouveau-né. Si le médecin reconnaît que la maman est assez forte pour nourrir son enfant, les grands parents interviennent en prétendant le contraire, craignant la fatigue qui doit, dans leur esprit, être la conséquence de l'allaitement. Or, l'allaitement *bien dirigé* n'est nullement une fatigue et si la maman peut nourrir elle-même, elle ne s'en portera que mieux, car elle remplira une fonction physiologique qui n'a aucune influence fâcheuse sur les autres fonctions.

Il est bien évident que toutes les femmes ne peuvent pas allaiter elles-mêmes leurs enfants, les unes n'ont pas une quantité suffisante de lait, les autres doivent attendre plusieurs semaines pour en avoir, d'autres sont malades et ne peuvent nourrir sans inconvénients ; mais, dans tous les cas, c'est au médecin et pas à d'autres à juger s'il y a lieu ou non de faire appel à une nourrice.

Permettez-moi, à ce sujet, de vous citer encore quelques chiffres statistiques.

Je dirige à Lille, rue des Rogations, une consultation de nourrissons, dans un dispensaire dû à la générosité du grand philanthrope qui vient de disparaître, M. Léonard Danel. Depuis que cette consultation fonctionne, c'est-à-dire depuis un peu plus de trois ans, il y est passé plus de 600 enfants.

Les femmes qui viennent là ne sont pas riches, beaucoup d'entre elles, au contraire, se trouvent dans la plus profonde misère, elles sont mal nourries et bien qu'ayant 4, 5 ou 6 enfants, la plupart d'entre elles travaillent toute la journée. Elles fatiguent énormément et par conséquent elles se trouvent dans de très mauvaises conditions pour nourrir elles-mêmes leurs enfants. Eh bien ! sachez que 70 p. 100 de ces femmes pratiquent l'allaitement maternel !...

Or, si ces malheureuses extrêmement fatiguées et affaiblies par les privations de toutes sortes arrivent à nourrir elles-mêmes leurs enfants, pourquoi les femmes aisées, qui peuvent se reposer toute la journée et qui jouissent du bien être, ne pourraient-elles pas les imiter ?... Elles ont cependant plus de chances que les autres de pouvoir nourrir à condition de le vouloir. Ce n'est pas 70 p. 100 mais 90 p. 100 de femmes aisées qui devraient pratiquer l'allaitement maternel.

Voyons maintenant comment une mère qui fait son devoir en nourrissant elle-même son enfant, doit se comporter vis-à-vis de son bébé.

Il faut, avant tout que les repas soient réguliers. A ce sujet, la maman montre généralement un peu de faiblesse. Elle n'aime pas beaucoup entendre crier son enfant et pour le faire taire elle lui donne à boire.

C'est là une erreur extrêmement répandue contre laquelle les médecins luttent depuis longtemps. Si l'enfant a bu à deux heures et qu'il se mette à crier à deux heures et demie, il ne faut pas lui redonner à boire, car la digestion de son premier repas sera troublée et, calmé momentanément, il n'en criera que davantage un peu plus tard.

Une alimentation à intervalles trop rapprochés a le plus déplorable effet sur l'estomac et l'intestin du nourrisson et finit par amener des troubles digestifs qui favorisent les infections intestiuales graves.

Ces troubles digestifs produits par la non réglementation des repas, les médecins les observent souvent. Ce n'est pas seulement pendant le jour que la régularité des repas n'est pas observée, c'est aussi pendant la nuit. Si l'enfant pleure, la mère se lève 2, 3 ou 4 fois pour lui donner le sein. En agissant ainsi, la maman, bonne nourrice, devient mauvaise nourrice par surmenage, et elle rend son enfant malade.

Il est donc indispensable de régler les repas, c'est-à-dire de donner le sein à l'enfant à intervalles réguliers. Est-ce que nous, adultes, nous mangeons à toute heure du jour et de la nuit?... Non, nous avons des heures de repas bien déterminées. Eh bien ! il doit en être de même pour les enfants. Dans les premiers jours de l'existence, les tétées doivent être données au nouveau-né toutes les 3 ou 4 heures, et toutes les deux heures et demie après quatre ou cinq jours.

Pourquoi toutes les deux heures et demie?... Pour laisser au tube digestif le temps de se reposer, après la digestion du repas précédent, digestion qui demande à peu près deux heures.

La nuit, il faut que la maman dorme pour rester

bonne nourrice. L'enfant qui doit prendre le sein toutes les deux heures et demie pendant le jour ne prendra qu'un seul repas pendant la nuit jusqu'au quatrième ou cinquième mois de son existence. Lorsqu'il a atteint cinq mois, on le laisse sans repas de 10 heures du soir à 6 heures du matin.

A partir de l'âge de quatre mois, l'enfant prend une quantité de lait plus considérable à chaque repas et on ne doit plus lui donner de tétées que toutes les 3 heures pendant le jour.

Combien de temps l'enfant doit-il boire ?...

Lorsque la maman a du lait en grande quantité, l'enfant a bu en cinq minutes ce qu'il lui faut. S'il a bon appétit, il a bu suffisamment en quatre ou cinq minutes. S'il est distrait, s'il n'est pas pressé, s'il prend le sein et l'abandonne de temps en temps, il a besoin d'environ dix minutes à un quart d'heure pour son repas.

Par conséquent, il n'y a pas de règle générale à ce sujet. Mais il y a des moyens de reconnaître si l'enfant a bu suffisamment. Les voici :

Lorsqu'un bébé a bien bu, il se retire du sein, il a l'air satisfait, il ferme les poings et s'endort ; lorsqu'il n'a pas satisfait son appétit, il proteste, crie, et s'il s'endort, il se réveille rapidement.

S'il a bu trop abondamment, il rejette presque aussitôt une certaine quantité de lait et reste souvent agité pendant un certain temps.

Dans les cas douteux, on se sert de la balance pour déterminer de façon plus précise la quantité de lait absorbée par le nourrisson. Dans ce cas, on remplace l'un des plateaux par une corbeille en osier dans laquelle on peut placer le bébé. On le pèse avant la tétée et lorsque celle-ci est terminée, on reporte doucement l'enfant dans la corbeille et on rétablit l'équilibre de la balance avec des poids qui indiquent la quantité de lait que l'enfant a bu.

Combien l'enfant doit-il prendre de lait par repas et par vingt-quatre heures ?...

Le premier jour de son existence, le nouveau-né ne prend pas grand chose. On ne lui donne le sein que toutes les quatre heures, ce qui fait, en tenant compte du temps qu'il dort la nuit, 4 repas de 8 grammes de lait chacun, soit 32 grammes en vingt-quatre heures.

Le deuxième jour, il tete un peu plus.

Six tétées de 20 grammes espacées de trois heures en trois heures, lui fournissent 120 grammes en vingt-quatre heures.

Le troisième jour, on commence à l'alimenter plus souvent. Il prend 7 tétées de 30 grammes chacune, soit 210 grammes en vingt-quatre heures.

Le quatrième jour, les 7 tétées montent à 50 ou 60 grammes chacune, soit 350 à 400 grammes en vingt-quatre heures.

Voici maintenant une moyenne mensuelle.

Le premier mois, l'enfant prend, par jour, une moyenne de 8 tétées, de 60 à 80 grammes soit 480 à 640 grammes de lait en vingt-quatre heures.

Le second mois et le troisième mois, on lui donne en moyenne 8 tétées de 80 à 100 grammes soit 640 à 800 grammes de lait en vingt-quatre heures.

Le quatrième et le cinquième mois, 7 tétées de 120 à 130 grammes, espacées de trois en trois heures, soit 840 à 910 grammes en vingt-quatre heures.

Du sixième au neuvième mois, 6 tétées de 140 à 160 grammes chacune, soit 980 à 1.000 grammes environ en vingt-quatre heures.

Enfin, du dixième au douzième mois, 6 tétées de 150 à 200 grammes, soit 900 à 1.200 grammes de lait en vingt-quatre heures.

Voilà donc la quantité de lait prise habituellement par un enfant à l'état normal pendant la première année de son existence.

Mais, — et j'insiste sur ce point — ces chiffres ne correspondent pas toujours à la réalité. Ce sont des moyennes et les moyennes sont fausses, par définition, et par conséquent sujettes à caution. Pourquoi les chiffres que je viens de vous donner ne sont-ils pas absolument exacts ?... Parce que les repas ne se ressemblent guère. En effet, lorsqu'on pèse les tétées du matin et celles du soir, on constate souvent une énorme différence entre elles. Le matin, l'enfant a plus d'appétit que le soir parce qu'il est resté la nuit près de sept heures sans boire, et il n'est pas rare de le voir absorber le matin 125 à 150 grammes par tétée alors que le soir 70 à 80 grammes de lait lui suffisent.

D'un autre côté, il y a des mamans qui ont du lait en quantité à peine suffisante en apparence mais extrêmement riche en beurre et en sucre. L'enfant boit moins de liquide mais se nourrit très bien.

Il ne faut donc pas regarder seulement la quantité de lait bu par le bébé, il faut aussi voir s'il profite de ce qu'il boit.

Un enfant bien portant se reconnait du premier coup d'œil. Les mamans le savent bien. Il a la figure pleine, le teint frais et rose, la physionomie gaie, le regard vif. Lorsqu'on le démaillotte, on constate que ses chairs sont fermes, et que sa peau est marbrée. Il a le sommeil calme et lorsqu'il se réveille, il pousse des cris vigoureux. Quand on le met au sein, il le prend avec appétit et s'endort ensuite. Il s'endort si bien que l'on peut dire que lorsqu'un enfant est bien nourri, il passe une partie de son temps à boire et l'autre partie à dormir.

Il ne suffit pas, pour qu'un enfant se porte bien qu'il absorbe assez de lait. Il faut aussi qu'il n'en prenne pas trop, car, alors, des troubles digestifs se produisent.

Plus un enfant est gros, plus sa mère l'admire, et plus elle croit qu'il est bien portant. Eh bien ! ce n'est pas toujours exact, souvent l'enfant est trop nourri. Cet enfant trop nourri a, habituellement, le teint pâle et les chairs flasques. Il faut se défier de ces très gros enfants qui réservent souvent à leurs parents de désagréables surprises. Nous pouvons, d'ailleurs, être renseignés très exactement sur ce sujet. Le pèse-bébé va nous permettre de surveiller la croissance de l'enfant.

Lorsqu'il est bien nourri et en bonne santé, un enfant doit augmenter régulièrement de poids, sauf les premiers jours, pendant lesquels, au contraire, il perd de son poids. Le bébé pèse en moyenne à sa naissance 3.250 grammes, mais au bout de quatre ou cinq jours, son poids est descendu à 3.100, 3.050 et même quelquefois 3.000 grammes. Il se met ensuite à augmenter et au bout du dixième jour, il a regagné son poids primitif, c'est-à-dire 3.250 grammes. A partir de ce moment, il augmente régulièrement de 20 à 30 grammes par jour pendant les cinq premiers mois puis à partir du cinquième mois, il n'augmente plus que de 15 à 20 grammes. Enfin, à la fin de l'année, l'augmentation journalière n'est plus que de 10 grammes.

L'enfant qui pèse en moyenne 3.250 grammes à sa naissance, atteint 9 kilos à un an.

Il suit d'ailleurs la progression de poids suivante :

A la naissance	3.250 grammes.
A dix jours	le même poids.
A un mois	3.750 grammes.
A deux mois	4.500 —
A trois mois	5.200 —
A quatre mois	6.000 —
A cinq mois	6.700 —
A six mois	7.150 —
A sept mois, l'augmentation est moins rapide, il pèse	7.600 —
A huit mois	7.900 —
A neuf mois	8.200 —
A dix mois	8.500 —
A onze mois	8.800 —
Enfin, à un an, il pèse	9 kilos.

Voilà la progression régulière. L'enfant arrive, au cinquième mois, à doubler et même à dépasser le double de son poids de naissance. Il le triple à la fin de sa première année.

Faut-il faire souvent ces pesées ?...

Oui, il faut les faire fréquemment dans les premiers temps de l'existence de l'enfant, mais lorsqu'on est fixé sur la valeur de la maman, comme nourrice, il est inutile de faire des pesées tous les jours ou tous les deux jours.

Il y a des mamans qui se servent de la balance tous les jours, et si l'enfant a diminué d'un gramme ou deux sur la pesée précédente, un petit drame de famille éclate. C'est l'enfant qui en souffre, car quand la maman est nerveuse, elle n'est pas bonne nourrice.

Il suffit donc de peser les enfants toutes les semaines en étant bien persuadé que s'ils n'ont pas mathématiquement le poids moyen que je viens de vous indiquer, ils ne sont pas perdus pour cela.

Il y a d'ailleurs des causes qui font varier le poids d'un enfant d'une pesée à l'autre. En supposant qu'un bébé soit placé sur la balance tous les jours à la même heure, il peut se faire que son poids soit moins élevé aujourd'hui qu'hier, uniquement parce qu'il est allé à la selle ou qu'il a uriné avant la pesée, alors que, le jour précédent, sa vessie et son intestin étaient remplis. Par conséquent, pour reconnaître si un enfant se porte bien, ce n'est pas sur deux pesées consécutives qu'il faut se baser mais sur toute une série de pesées.

En outre, une maman peut être une excellente nourrice et, cependant, il peut survenir de temps en temps un petit accroc dans la santé de l'enfant. Il suffit d'un simple coryza pour qu'un enfant diminue de poids d'une semaine à l'autre. Il en est de même au moment de la dentition. J'ai remarqué très souvent qu'à l'époque des premières dents, il y avait une légère diminution de poids, ou un arrêt dans la progression sans qu'il y eût pour cela le moindre symptôme de maladie.

Les mères doivent donc surveiller les enfants qui augmentent trop fortement de poids. Elles doivent regarder leurs langes avec soin et y voir deux fois par jour ce que je vous ai décrit tout à l'heure, c'est-à-dire des œufs brouillés d'un beau jaune, mais lorsque les selles n'ont pas cette couleur rassurante et semblent comme parsemées de fines herbes, elles doivent s'assurer que l'enfant ne boit pas trop et recourir aux conseils du médecin.

De même, lorsque l'enfant augmente de façon insuffisante, les pesées indiqueront si le lait maternel est trop peu abondant. Il faudra encore, dans ce cas, recourir aux conseils médicaux. Le médecin est seul qualifié pour reconnaître les causes qui arrêtent la progression du poids de l'enfant, pour indiquer, s'il y a lieu, la nécessité de l'allaitement mixte ou de l'allaitement artificiel, pour être, en un mot, le guide sûr et autorisé des mères dans la pratique de l'allaitement maternel.

III

L'HYGIÈNE DE LA PREMIÈRE ENFANCE

(ALLAITEMENT ARTIFICIEL)

PAR LE D[r] OUI

Professeur à la Faculté de Médecine de Lille.

MESDAMES, MESDEMOISELLES,

On a dit que l'allaitement artificiel constitue un art véritable et d'une pratique difficile. On a eu raison.

Vous connaissez déjà les causes d'infériorité de l'allaitement artificiel sur l'allaitement maternel. Nous allons être obligé d'y revenir pour montrer par quelle suite d'opérations on peut arriver, non pas à supprimer cette infériorité, mais à l'atténuer dans une certaine mesure et à rendre l'allaitement artificiel le moins nuisible possible.

Tout d'abord, il faut faire un choix dans les différents laits d'animaux employés à l'alimentation du nourrisson.

Ce choix n'est pas très difficile. Un seul lait, à la vérité, a une composition se rapprochant beaucoup de celle du lait de femme, c'est le lait d'ânesse. Malheureusement, on ne s'en procure pas facilement et son altération est très rapide. On ne l'emploie généralement que dans des circonstances tout à fait exceptionnelles.

Il est un autre lait qui, il y a plusieurs années, a été très employé ; c'est le lait de chèvre. Mais on a reconnu depuis que la composition de ce lait le rend fort indigeste et que la chèvre n'est pas, comme on l'avait cru longtemps, réfractaire à la tuberculose. Aujourd'hui tout le monde médical a rejeté le lait de chèvre, sauf deux ou trois médecins qui espèrent en modifier la composition en nourrissant les chèvres laitières d'une façon spéciale et obtenir un lait de composition à peu près semblable à celle du lait de vache.

Il nous reste un lait qu'on emploie d'une façon régulière ; c'est le lait de vache. Mais peut-on le donner à l'enfant tel qu'on le recueille?... C'est la question que nous allons examiner ensemble.

On ne doit pas alimenter l'enfant avec le lait de vache tel qu'il est vendu, parce qu'il est infecté de microbes.

Il est tellement difficile et tellement compliqué d'avoir du lait stérile que l'emploi du lait cru stérile est extrêmement coûteux.

Si nous prenons le lait que nous achetons au

laitier, nous voyons qu'il est souillé d'abord par la traite et les manipulations qu'il subit avant d'arriver au consommateur.

En effet, si vous avez vu traire des vaches, vous avez dû remarquer que ces animaux sont généralement loin d'être propres et que les mains de ceux qui font la traite laissent, aussi, fortement à désirer au point de vue de la propreté.

Il y a une autre cause de souillure dans les récipients où on recueille le lait. Généralement, ces récipients contiennent des poussières de fourrages, véhicule d'une multitude de germes et de ferments qui se déposent le long des parois du vase et contaminent le lait.

Enfin, il y a une dernière cause de souillure. Vous n'ignorez pas que certains marchands de lait mettent quelquefois de l'eau dans leur marchandise et que cette eau n'est pas toujours saine. Bien souvent, au contraire, elle provient d'un puits de ferme dont les eaux sont contaminées et infectées de microbes par des infiltrations émanant de la surface.

Voilà les raisons pour lesquelles le lait de vache n'est habituellement pas pur. Il contient un grand nombre de microbes qui se multiplient d'une façon inouïe ; leur nombre peut atteindre, en vingt-quatre heures, le chiffre de 5 à 6 millions par centimètre cube.

Ces microbes sont de plusieurs ordres. Généralement ce sont des ferments qui agissent sur les éléments constituants du lait de façon à les modifier. Certains agissent sur le lactose et le transforment en acide lactique ; d'autres, au contraire, agissent sur la caséine, ce qui fait coaguler le lait entre 35 et 40°. C'est ce que nous voyons se produire quand nous chauffons du lait déjà altéré, sans qu'il y paraisse lorsqu'il reste à une basse température. Le chauffage amène la coagulation de ce lait qui « tourne », comme disent les cuisinières.

Les ferments qui agissent sur le lactose et sur la caséine du lait ne sont pas dangereux par eux-mêmes, et les nourrissons pourraient les absorber sans en souffrir car ils sont incapables de produire une maladie. Le danger provient donc, non pas des ferments eux-mêmes, mais des altérations qu'ils produisent dans le lait.

Mais, à côté de ces ferments, il y a des microbes pathogènes, causes directes de différentes maladies. Ils peuvent venir du dehors ou de l'organisme même de l'animal qui a produit le lait. Dans le premier cas, les vases utilisés pour recueillir le lait ont pu être lavés avec de l'eau contenant des bacilles dangereux. Les mains de ceux qui faisaient la traite pouvaient être infectées. On a constaté, en effet, d'une façon très nette, des épidémies de fièvre typhoïde, de scarlatine ou de diphtérie dans la clientèle d'une même laiterie, ou d'une ferme dans laquelle il y avait des cas de ces différentes maladies.

L'animal peut communiquer, par son lait, une maladie dont il est atteint. C'est ce qui se produit pour une maladie très répandue dans la race bovine, qu'on appelle la fièvre aphteuse.

Mais le plus redoutable de ces microbes, celui qui chaque année fait un nombre considérable de victimes, c'est celui de la tuberculose. A l'heure actuelle, nous connaissons une quantité considérable de cas de tuberculose qui se sont produits dans un même milieu par suite de l'absorption d'un lait de vache contaminé. Le fait a été constaté souvent dans des internats de jeunes filles.

Il y a quelques années, M. Montsarrat, vétérinaire départemental du Nord, a signalé de nombreux cas de tuberculose intestinale et péritonéale observés, à la campagne, chez des enfants et des adolescents qui consommaient du lait *cru* provenant de vaches tuberculeuses.

La facilité avec laquelle cette contagion de la tuberculose peut se produire a été bien mise en lumière par les expériences de M. le professeur Calmette, directeur de l'Institut Pasteur, démontrant que le tube digestif est la voie la plus habituelle de pénétration du bacille tuberculeux dans l'organisme.

Ces constatations suffisent pour démontrer le

danger qu'il y a à donner à boire du lait cru aux nourrissons.

Il y a donc, Mesdames et Mesdemoiselles, lorsqu'on veut pratiquer l'allaitement artificiel, plusieurs indications à remplir. La première, c'est de réduire les chances de contamination du lait par les germes et microbes variés. La seconde, c'est avoir du lait de bonne composition de façon à fournir à l'enfant des matériaux nutritifs suffisants et aucune substance nuisible. La troisième, c'est de stériliser ce lait qu'on doit toujours considérer comme infecté.

Pour réduire les chances d'infection du lait, il faut surtout prendre des précautions au moment de la traite Les vachères doivent surveiller d'une manière constante la propreté de leurs mains et celle des animaux, filtrer le lait sur de l'étamine et le recueillir dans des vases bien lavés et ébouillantés.

Pour éviter la contagion de la tuberculose, il est un moyen infaillible, malheureusement trop négligé, c'est l'épreuve de la tuberculine. Toute vache laitière soumise à cette épreuve et reconnue tuberculeuse devrait être isolée pour ne pas contagionner les bêtes voisines. Son lait ne devrait plus être consommé.

On doit, vous ai-je dit, se préoccuper d'avoir du lait de bonne composition. Ce n'est pas toujours facile, car toutes les bêtes ne fournissent pas un lait identique. En effet, les unes ont un lait riche en beurre et en caséine, les autres donnent un lait très riche en eau, donc très pauvre en matériaux nutritifs. Une race de vaches très appréciée par les fermiers du Nord, la race hollandaise peut fournir jusqu'à 25 à 30 litres de lait par jour, mais ce lait ne titre guère que 30 grammes de beurre et parfois moins, au lieu de 38 à 40 grammes que renferme le lait normal. Lorsque le laitier vend ce lait, il est bien évident qu'il ne pratique pas la fraude, mais le consommateur achète une marchandise contenant beaucoup d'eau. De plus, dans ce pays-ci surtout, on nourrit très fréquemment les vaches avec des déchets industriels, des pulpes de distillerie et de sucrerie, des résidus de brasserie, etc., qui contiennent des matières toxiques. Les bêtes qui absorbent cette nourriture produisent un lait que les adultes supportent bien mais qui est nuisible aux fonctions digestives des nourrissons.

J'ai constaté souvent que les nourrissons alimentés avec le lait provenant de vaches ainsi nourries présentaient des troubles digestifs graves, vomissements et diarrhée. La substitution à ce lait, d'un autre lait provenant de vaches bien nourries suffisait pour faire cesser les accidents.

Nous reviendrons tout à l'heure sur ce point lorsque nous aurons à nous occuper du lait qu'il faut choisir de préférence pour les nourrissons.

Examinons maintenant quels sont les moyens utilisés pour se débarrasser des microbes qui infectent le lait. Il y en a toute une série.

Je dois dire d'abord que les moyens chimiques qui consistent à ajouter au lait des antiseptiques, tels que l'acide borique, le borate de soude, le formol, etc., sont extrêmement dangereux.

D'ailleurs, l'addition au lait de ces différents produits est condamnée non-seulement par la médecine, mais aussi par la loi, et les tribunaux ne seront jamais assez sévères pour des fraudes de ce genre.

L'asepsie du lait pourrait s'obtenir par le filtrage, mais la filtration parfaite du lait présente de telles difficultés qu'on peut la regarder comme pratiquement impossible.

Il y a également d'autres moyens physiques qui consistent à soumettre le lait à l'action du froid ou de la chaleur.

En plaçant le lait dans de la glace, ou même, en le congelant, on le conserve, on empêche les microbes de se multiplier, mais on ne les tue pas ; dès que l'action du froid a cessé, l'infection recommence.

Il ne nous reste donc que la chaleur comme agent véritablement efficace de stérilisation du lait.

Comment la chaleur agit-elle sur les différents bacilles ?...

Les ferments lactiques et les microbes pathogènes, c'est-à-dire les bacilles tuberculeux sont seulement détruits quand le lait est soumis à une température de 80° continuée pendant vingt minutes ou de 70° pendant une demi-heure, mais les ferments de la caséine sont beaucoup plus résistants. Ces ferments se reproduisent, en effet, par des graines, des spores qui résistent à la température de 100° continuée même pendant longtemps.

Les ferments de la caséine sont détruits à 100° ; mais il faut une température de 105° pendant une heure, de 107 à 108° pendant une demi-heure ou de 110° pendant un quart d'heure pour détruire d'une façon complète les spores des ferments de la caséine. On peut faire agir la chaleur à une température moins élevée, à la condition de la continuer plus longtemps.

C'est sur cette base que se sont édifiées toutes les méthodes de stérilisation du lait.

De tous les procédés employés, un seul permet d'obtenir rapidement la stérilisation absolue et il ne peut être appliqué qu'industriellement. On obtient la stérilisation absolue en mettant le lait en bouteilles et en plaçant celles-ci, pendant un quart d'heure, dans une étuve à vapeur sous pression donnant une température de 110°. Ce lait seul mérite le nom de « lait stérilisé », parce qu'il ne contient plus aucun microbe ni aucune spore vivante. Mais, sous l'influence de cette haute température, il prend une coloration un peu jaunâtre et un goût de cuit que certains nourrissons acceptent difficilement.

A côté de cette façon d'obtenir une stérilisation absolue se place un autre procédé dans lequel la chaleur agitégalement, mais de façon discontinue. C'est un procédé analogue à celui employé depuis longtemps par les cuisinières pour conserver le lait pendant l'été, et qui consiste à faire bouillir le lait plusieurs fois dans la même journée. Mais, ici, on ne porte pas le lait à l'ébullition. On le chauffe à 70°, les ferments qu'il contient sont tués et il ne reste plus que les spores reproductrices de ferments. Quelque temps après le refroidissement, ces spores donnent naissance à de nouveaux ferments qu'on tue par un nouveau chauffage. Lorsque l'opération a été répétée trois ou quatre fois, les spores ont disparu complètement et, par suite, les ferments ne se reproduisent plus.

La pasteurisation est un procédé employé surtout par les laitiers. Il consiste à chauffer le lait à 75°. A cette température, les spores résistent, mais ne se multiplient pas, lorsque le lait a été refroidi brusquement et conservé au frais, mais s'il fait chaud, si la température se rapproche de 30°, les spores donnent des ferments nouveaux et le lait ne se conserve pas.

Par conséquent, la pasteurisation n'est utile

que pour conserver le lait pendant un certain temps, vingt-quatre heures environ lorsque les conditions de température sont favorables. La stérilisation n'est pas définitive et c'est pourquoi ce procédé n'est guère appliqué que pour permettre le transport du lait des centres de production dans les villes.

Nous arrivons maintenant aux procédés domestiques, c'est-à-dire à la stérilisation par l'ébullition et par le chauffage au bain-marie.

Le lait ne bout réellement qu'à une température de 101° et il faut veiller à obtenir une ébullition véritable. Beaucoup de personnes sont persuadées que le lait bout lorsqu'il monte et déborde de la casserole dans laquelle on le fait chauffer. Il n'en est rien, le degré de chaleur nécessaire n'est pas encore atteint et le lait n'a, alors, qu'une température de 80°. Ce sont tout simplement les gaz chauds accumulés sous la couche de frangipane qui produisent cet effet.

Pour atteindre 101°, c'est-à-dire l'ébullition complète, il est nécessaire de briser, à plusieurs reprises, la croûte qui recouvre le liquide et d'attendre que le lait bouille à gros bouillons, comme de l'eau, pendant quatre ou cinq minutes.

Dans ces conditions, on a tué par l'ébullition tous les éléments nuisibles du lait y compris les microbes pathogènes, mais on y a laissé les spores du ferment de la caséine. Cet inconvénient est médiocre, attendu qu'on peut renouveler l'ébullition plusieurs fois par jour et empêcher, ainsi, les ferments de se revivifier.

Pendant l'été, au moment des grandes chaleurs, il est indispensable de renouveler l'opération toutes les six heures pour avoir confiance dans la stérilisation par l'ébullition.

Je dois dire qu'on a reproché au lait bouilli un certain nombre d'inconvénients. On a fait valoir, notamment, qu'en raison du dépôt d'albumine qui se forme sur les parois du vase, ce lait perd une certaine quantité de ses matériaux alimentaires. Mais cela n'a guère d'importance, puisque nous savons que le lait de vache est trop riche en matières albuminoïdes.

Enfin, il y a un dernier procédé de stérilisation domestique du lait. C'est le chauffage au bain-marie à 100°.

Il est pratique surtout lorsqu'on se sert de l'appareil de Soxhlet qui a été modifié par Budin. C'est une petite marmite ronde en fer battu, munie d'un couvercle, dans laquelle se trouve un support troué pouvant recevoir plusieurs bouteilles. Chacune des bouteilles, remplie de lait et portant sur son goulot un petit obturateur en caoutchouc, est plongée dans cette marmite remplie d'eau, qu'on chauffe jusqu'à ébullition. Après quarante minutes d'ébullition, on retire les flacons. Sous l'influence de la chaleur une certaine quantité de l'air contenu dans les bouteilles a été chassé de sorte que, au moment où le refroidissement se produit, le bouchon en caoutchouc s'enfonce sous l'influence de la pression atmosphérique et l'obturation est absolument complète.

Voilà le résumé de cette opération. Ce procédé présente un certain nombre d'avantages, dont les deux principaux sont la conservation du lait pendant vingt-quatre heures et la préparation, en une seule opération, de tous les repas de la journée.

Il faut maintenant savoir lequel de ces laits on choisira pour l'alimentation du nourrisson, car enfin la plupart des procédés que nous venons d'examiner ne stérilisent le lait que d'une manière imparfaite.

Il est nécessaire pour cela de s'inspirer des circonstances dans lesquelles on se trouve, car il n'y a pas de règle absolue.

Dans les grandes villes, le lait promené dans des bidons suspects pendant sept ou huit heures, ne donne qu'une bien faible sécurité, même après ébullition ou chauffage au bain-marie, car si on peut tuer les microbes qu'il contient au moyen d'un des procédés domestiques que nous venons d'examiner, il y a une chose qui ne peut être modifiée, c'est l'altération qu'il a subie.

De plus, comme je vous le disais tout à l'heure, la nourriture des vaches a une influence considérable sur la qualité du lait. Or, vous savez que ce n'est pas dans les grandes villes ou dans leur banlieue que ces animaux sont le mieux nourris. Les drèches, les pulpes, les résidus de distillerie ou de sucrerie entrent pour une trop grande part dans leur alimentation. C'est à la campagne, dans les pays de pâturages, que les bêtes absorbent une nourriture saine et produisent un lait de bonne composition.

Dans ces conditions — et je ne saurais trop le répéter — le meilleur moyen, dans les grandes villes, de donner du bon lait aux jeunes enfants c'est de se procurer du lait stérilisé industriellement.

Si on habite la campagne, au contraire, on peut stériliser le lait soi-même par l'ébullition ou le chauffage au bain-marie, parce qu'on peut l'avoir très peu de temps après la traite, alors que les germes n'ont pas eu le temps de pulluler ni d'altérer le liquide.

En un mot, le choix entre les différents laits change suivant les conditions dans lesquelles on est placé. Quand on peut se procurer du lait frais, on peut employer les procédés de stérilisation domestique, tandis que lorsque l'approvisionnement est difficile, il vaut mieux avoir recours au lait stérilisé industriellement.

On a fait à ce lait stérilisé des reproches nombreux, surtout dans ces dernières années. Des médecins l'ont accusé d'être la cause de nombreux troubles digestifs et de produire le rachitisme et le scorbut infantile.

Il est certain que des accidents peuvent survenir avec le lait stérilisé, qu'on voit des enfants ainsi nourris être rachitiques ou malingres, mais c'est alors l'allaitement artificiel qui est en cause, et non la stérilisation du lait. Cette stérilisation est impuissante à faire disparaître toutes les imperfections de l'allaitement artificiel. Elle ne peut que les atténuer.

Pour donner satisfaction complète à ceux qui accusent le lait stérilisé d'être la cause de ces maladies, il faudrait donner du lait cru aux nourrissons. C'est là une pratique qui peut être tentée de façon exceptionnelle, dans des conditions spéciales très coûteuses et de réalisation très difficile, mais qui conduirait à des désastres si elle se généralisait.

Je répète donc que les maladies des nourrissons ne sont pas dues à la stérilisation du lait proprement dite, mais uniquement à la pratique de l'allaitement artificiel. Une direction méthodique de cet allaitement peut, toutefois, en atténuer les inconvénients.

A ce propos, une première question se pose. Doit-on administrer à l'enfant le lait pur après l'avoir stérilisé?... Ne doit-on pas lui faire subir des modifications en le coupant avec une certaine quantité d'eau?

Sur ce point, les avis sont partagés. Un certain

nombre de médecins, parmi lesquels se trouve le Dr Budin, ont soutenu que pendant le premier mois de l'existence on devait donner aux nourrissons du lait absolument pur, c'est-à-dire sans aucune addition d'eau.

Cette opinion n'a pas prévalu, et presque tous les médecins sont d'accord pour conseiller le lait coupé d'eau, pendant le premier mois.

Mais le coupage doit être fait intelligemment. Ainsi, certains parents donnent à l'enfant un coupage comprenant un quart de lait et trois quarts d'eau, de sorte que pour arriver à lui fournir les matériaux alimentaires nécessaires à son existence, on lui fait absorber une quantité d'eau considérable qui ne tarde pas à provoquer une dilatation d'estomac.

En fait, pendant les premiers jours et le premier mois, il suffit de faire un coupage moitié lait et moitié eau et, plus tard, de donner à l'enfant un mélange de deux parties de lait et d'une partie d'eau.

Ce mélange étant trop pauvre en sucre, il est bon de sucrer l'eau qui sert au coupage, dans la proportion de 10 grammes de sucre pour 100 grammes d'eau.

Voici la comparaison des différents éléments contenus dans le lait de femme, le lait de vache pur et le lait de vache coupé, comme je viens de vous l'indiquer :

Caséine et albumine.

Le lait de femme contient	. . . . .	15 grammes.	
— vache	—	. . . . . .	33 —
— coupé	—	. . . . . .	22 —

Sucre.

Le lait de femme contient	. . . . .	63 grammes.	
— vache	—	. . . . . .	55 —
— coupé	—	. . . . . .	70 —

Beurre.

Le lait de femme contient	. . . . .	36 grammes.	
— vache	—	. . . . . .	37 —
— coupé	—	. . . . . .	24 —

Sels.

Le lait de femme contient	. . . .	2 grammes 05.	
— vache	—	. . . . .	6 grammes.
— coupé	—	. . . . .	4 —

Comme vous le voyez, la comparaison nous montre qu'avec ce coupage nous avons une quantité un peu plus forte de caséine, mais que nous n'avons plus qu'une proportion très faible de beurre. Mais il ne faut pas perdre de vue que cette diminution en beurre est compensée par une augmentation de sucre d'une valeur à peu près égale au point de vue nutritif. Par conséquent, ce coupage doit donner et donne des résultats satisfaisants.

Comment faut-il faire ce coupage?...

On fait bouillir l'eau et on la sucre, on l'ajoute au lait au moment de donner le repas à l'enfant lorsqu'on se sert de lait stérilisé industriellement.

Au contraire, quand on emploie du lait stérilisé au bain-marie, on mélange l'eau bouillie et sucrée avec le lait avant le chauffage.

A propos des corrections à faire subir au lait, on a imaginé toute une série de procédés plus ou moins nuisibles à la santé des enfants. Je ne m'appesantirai pas sur ce point et je me bornerai à dire que les laits soi-disant « maternisés » sont généralement dangereux et que c'est surtout à ces laits que sont dues certaines maladies qu'on a attribuées, à tort, au lait stérilisé.

Voyons maintenant comment il faut appliquer à l'enfant l'allaitement artificiel.

Généralement, on utilise le biberon. Je dis généralement, parce que, dans certains pays et notamment dans beaucoup de campagnes du nord de la France, on se sert, pour donner à boire aux enfants, d'un petit pot qui chauffe sur le coin d'un poêle et qui reçoit toutes les poussières du logement. Ce petit pot présente le grave inconvénient d'être habituellement sale et de devenir ainsi la cause d'infections digestives.

Le biberon est donc ce qu'il y a de plus simple pour alimenter l'enfant.

Il en existe un extrêmement répandu qu'on appelle « biberon à tube » et dont l'emploi n'est dû qu'à sa commodité. Il est commode, parce qu'après l'avoir rempli de 200 à 250 grammes de lait, on le glisse sous les couvertures du berceau en laissant dépasser seulement le tube en caoutchouc. Quand l'enfant s'endort après avoir bu, on retire la tétine pour la lui rendre à son réveil. Pendant ce temps, le lait s'altère, les ferments s'y multiplient rapidement et l'enfant ne tarde pas à en ressentir les mauvais effets. Les altérations du lait sont d'autant plus fréquentes avec le biberon à tube que son nettoyage, réellement difficile, est le plus souvent mal fait. Enfin, ce biberon présente un dernier inconvénient. Il dispense la personne qui a charge de l'enfant de veiller à la régularité et à l'abondance des repas, dont nous savons toute l'importance.

Le biberon à tube doit donc être absolument rejeté. C'est un instrument meurtrier et ses victimes sont innombrables.

Le meilleur biberon est une simple fiole graduée, coiffée d'une tétine en caoutchouc munie d'une soupape pour permettre à l'air de rentrer dans la bouteille. Quand l'enfant a bu, on enlève la tétine de la fiole, on la brosse, on la fait bouillir et on la conserve dans de l'eau bouillie froide. On lave la bouteille avec du carbonate de soude appelé vulgairement du « cristaux » et on la plonge ensuite dans de l'eau qu'on fait bouillir. On a ainsi un biberon excellent et parfaitement propre.

Ce biberon sans tube a aussi un énorme avantage. La personne préposée à la surveillance du bébé est forcée de donner elle-même et, par suite, de surveiller les repas.

Il y a un dernier point extrêmement important que je désire vous signaler : avant d'administrer le lait aux nourrissons, il faut l'examiner avec un soin tout particulier, le sentir, le goûter et s'assurer ainsi qu'il n'a ni mauvais goût, ni mauvaise odeur. Il est indispensable de rejeter tout lait qui ne présenterait pas ces caractères normaux. Cette précaution doit être prise avec tous les laits, quel que soit le procédé employé pour les stériliser.

L'intervalle qui sépare les repas doit être plus long dans l'allaitement artificiel que dans l'allaitement maternel. En voici la raison : comme je vous l'ai dit jeudi dernier, le lait de vache se digère plus difficilement et plus lentement que le lait de femme. Par conséquent, dans l'allaitement artificiel, il faut que les repas soient espacés non pas de deux heures et demie, mais de trois heures, au moins.

Quelle est la quantité de lait à donner aux nourrissons?...

On a voulu dresser des tables indiquant la quantité de liquide à faire absorber aux enfants suivant leur âge et suivant leur poids. C'est ainsi que Budin avait dit que le lait de vache devait être administré aux nourrissons à concurrence du dixième de leur poids par vingt-quatre heures.

Mais chaque fois que je me suis basé sur ces données, j'ai constaté qu'au lieu d'augmenter, les enfants diminuaient ou que leur poids restait stationnaire. C'est un véritable régime de famine, au moins en ce qui concerne les enfants âgés déjà de quelques mois.

Voici comment, d'une façon générale, on doit alimenter artificiellement un nourrisson :

La première semaine, on donne six repas et, à la fin de la semaine, sept repas. Le lait est coupé par moitié. L'enfant commence à prendre 8 grammes du mélange, c'est-à-dire la valeur de deux cuillers à café, pour arriver à la fin de la semaine à 40 grammes par repas, ce qui fait une moyenne de 48 à 280 grammes par jour.

Pendant le premier mois, une fois la première semaine passée, le nombre des repas étant de sept et le lait entrant pour les deux tiers dans le mélange, l'enfant prendra 45 grammes pour arriver à 70 grammes par repas, soit 315 à 490 grammes par jour.

Pendant le deuxième mois, en coupant toujours le lait de la même façon, on donnera sept repas de 90 à 100 grammes chacun, soit 630 à 700 grammes par vingt-quatre heures.

Pendant le troisième mois, on donne sept repas de 100 grammes de lait coupé chacun, soit 700 grammes par vingt-quatre heures.

Pendant les quatrième et cinquième mois, si

on coupe toujours le lait de la même façon, les repas oscilleront autour de 120 grammes, ce qui fait en moyenne 840 grammes par vingt-quatre heures. Avec du lait pur, on peut souvent se contenter de sept repas de 100 grammes chacun.

Du sixième au dixième mois, on donne six repas de lait pur, sucré à raison de 2 p. 100. Les repas oscillent entre 120 et 150 grammes chacun, c'est-à-dire 840 à 900 grammes par vingt-quatre heures.

Enfin, après le dixième mois, on donne cinq repas de lait pur sucré de 200 grammes chacun, soit un litre par jour.

Je dois dire que les chiffres que je viens de vous indiquer ne sont pas acceptés unanimement. Les uns conseillent des repas un peu moindres, d'autres un régime plus abondant. C'est ainsi que j'ai vu donner fréquemment 1.200 grammes de lait par jour à des enfants de dix mois. Je crains fort, pour ma part, cette suralimentation que j'ai vue souvent produire des troubles digestifs.

Il ne faut pas oublier non plus que les chiffres que je viens de vous énumérer sont basés sur des moyennes et que, par conséquent, ils peuvent varier suivant la qualité du lait ou la constitution plus ou moins forte de l'enfant.

Je ne saurais trop recommander de surveiller avec soin l'enfant, de le peser régulièrement et de n'augmenter sa ration que prudemment, progressivement, lorsqu'on constate que, en dehors de toute indisposition, il cesse de croître d'une façon normale.

Il faut surtout se méfier des grosses augmentations de poids. Un enfant qui augmente trop vite de poids est un suralimenté qui marche vers la gastro-entérite et qui doit être surveillé de très près.

D'ailleurs, même lorsque l'allaitement artificiel est bien et méthodiquement conduit, les résultats qu'il donne sont toujours inférieurs à ceux de l'allaitement maternel. Beaucoup d'enfants nourris au biberon sont gros et gras. Ils pèsent souvent plus que les enfants nourris au sein et inspirent à leur mère un orgueil injustifié. Mais alors que l'enfant nourri au sein a le teint frais et rose, les chairs fermes, alors qu'il marche de bonne heure et que sa dentition s'accomplit régulièrement, l'enfant nourri au biberon a des tissus flasques, le teint pâle, sa dentition est souvent retardée, il marche plus tard. Sa résistance aux maladies est moindre. Tout l'avantage est à celui qui a échappé à l'allaitement artificiel.

J'ai terminé, mesdames et mesdemoiselles. Permettez-moi d'espérer que vous êtes maintenant convaincues des difficultés et aussi des dangers de l'allaitement artificiel, que vous êtes bien pénétrées de cette idée que l'allaitement artificiel est un pis-aller et qu'on ne doit s'y résoudre que devant l'impossibilité absolue de pratiquer l'allaitement maternel.

IV

L'ALLAITEMENT MIXTE — LE SEVRAGE

PAR LE Dr V. BUÉ

Professeur agrégé,
Chargé de cours à la Faculté de Médecine de Lille.

QU'EST-CE QUE L'ALLAITEMENT MIXTE?

Une maman veut nourrir elle-même son enfant; mais elle n'a pas assez de lait pour suffire à sa nourriture : on complète la ration en ajoutant au lait de cette mère du lait fourni par un animal : c'est de l'allaitement mixte.

C'est donc une combinaison de l'allaitement naturel et de l'allaitement artificiel.

QUELLES EN SONT LES INDICATIONS? DANS QUELLES CIRCONSTANCES DOIT-ON Y AVOIR RECOURS?

Voici une jeune mère qui nous présente un nourrisson âgé de quelques mois, voire même de quelques semaines, qu'elle élève elle-même au biberon. Demandons-lui le pourquoi de cet allaitement artificiel ; elle vous répondra le plus souvent : « Je voulais nourrir mon enfant au sein, j'ai essayé pendant quelque temps, mais je n'avais pas assez de lait et je l'ai sevré ».

Cette réponse est assez fréquemment l'expression de la vérité ; il n'est pas rare de constater une insuffisance de la sécrétion lactée dans les jours qui suivent la naissance. C'est ce que nous appelons l'*hypogalactie primaire*.

Elle se manifeste par les signes suivants : enfant trop sage, ne présentant pas de troubles digestifs, n'augmentant pas de poids ou très peu ; les tétées, pesées, sont insuffisantes. C'est un enfant qui ne prend pas sa ration normale. Pour peu que cette situation se prolonge, l'allaitement mixte s'impose.

Plus souvent, très souvent même, il s'agit plutôt d'*hypogalactie secondaire*, c'est-à-dire d'insuffisance de la sécrétion lactée survenant après quelques mois d'allaitement.

Une mère, jusque-là bonne nourrice, s'aperçoit vers le quatrième ou le cinquième mois, que le lait monte moins vite dans les seins, son nourrisson devient plus exigeant, crie, se réveille à tout propos. Il augmente peu de poids ou pas du tout ; si on se rend compte de la quantité de lait prise à chaque tétée, on constate qu'il ne trouve dans le sein de sa mère que les 2/3 ou la 1/2 de la ration normale qu'il devrait prendre.

Après 2 ou 3 constatations de ce genre à quelques jours d'intervalle, l'allaitement mixte est indiqué.

Précoce ou tardive, l'insuffisance de la sécrétion lactée constitue la principale indication de l'allaitement mixte.

Il importe beaucoup de bien connaître l'insuffisance du début de l'allaitement, de savoir qu'elle n'est que temporaire et que bientôt l'enfant trouvera au sein maternel la quantité de lait qui lui convient. Les mamans ne devront donc pas désespérer trop vite et persisteront à allaiter elles-mêmes afin de ne pas exposer leurs enfants aux dangers d'un allaitement artificiel.

Il est des cas dans lesquels il y a assez de lait dans le sein maternel ; mais soit par suite de mauvaise conformation du mamelon, soit par suite de faiblesse ou de paresse du bébé, la quantité de lait absorbée est insuffisante : force est de recourir à l'allaitement mixte pendant quelque temps.

Une mère peut difficilement allaiter deux jumeaux ; elle pratiquera l'allaitement mixte.

Presque toutes les maladies, lorsqu'elles ne contre-indiquent pas l'allaitement maternel, ont pour effet de diminuer la sécrétion lactée ; soit temporairement, soit définitivement, pour soulager la mère et empêcher l'enfant de souffrir, on instituera l'allaitement mixte.

Certaines exigences sociales peuvent empêcher une mère bonne nourrice de faire un allaitement exclusif au sein.

Dans la classe laborieuse, c'est une mère obligée de se rendre à l'usine, à l'atelier, de quitter en un mot son domicile, pour subvenir à son existence, et qui ne peut allaiter pendant les heures de travail.

Dans la classe aisée, c'est une mère qui, tout en voulant nourrir, estime qu'elle a des obligations mondaines qui la forcent à sortir à certaines heures de la journée ou de la soirée.

Il est enfin des mères qui, n'étant pas d'une très forte santé, ne peuvent se passer de sommeil et s'abstiennent de donner le sein pendant la nuit.

Dans tous ces cas, l'allaitement mixte est une ressource précieuse.

Pratique de l'allaitement mixte.

L'allaitement mixte étant décidé, il convient de faire choix du lait d'un animal ; ânesse, chèvre, vache. Dans la pratique, c'est au lait de vache qu'on s'adresse. Il sera donné pur ou coupé, bouilli ou stérilisé suivant les circonstances.

L'allaitement mixte peut être pratiqué de trois manières :

1° *En complétant chaque tétée :* on donne le sein dans les mêmes conditions que si l'enfant était soumis à l'allaitement naturel et on complète la tétée par un biberon contenant la quantité de lait qui manque au sein maternel : c'est l'*allaitement mixte complémentaire*.

C'est le procédé de choix pour les cas d'allaitement mixte durant les premiers jours qui suivent la naissance, lorsque la montée du lait n'est pas encore faite chez la mère, c'est-à-dire dans les cas où l'on espère que l'allaitement mixte ne sera que transitoire.

L'enfant mis au sein aussi fréquemment qu'il convient, stimulera beaucoup mieux la sécrétion lactée. Ce n'est qu'après la tétée des deux seins, constatée insuffisante par la balance, qu'on complète le repas avec le lait de vache.

Outre cet avantage énorme de stimuler la montée laiteuse, ce procédé permet le mélange dans l'estomac du lait de la mère et du lait de vache : le premier est le digestif du second.

2° *En donnant alternativement une tétée au sein et un repas au biberon.*

Cet *allaitement mixte alternatif* semble plus simple, puisqu'il supprime les pesées avant et après chaque tétée ; il ne doit être mis en pratique que lorsqu'on sera assuré que c'est un allaitement mixte définitif qui devra être institué.

Dans ce mode d'allaitement, les tétées seront données suivant les règles énoncées à propos de l'allaitement maternel ; pour l'emploi des biberons, on se conformera à la technique indiquée dans l'allaitement artificiel.

Autant que possible, il faut s'arranger de façon à donner alternativement le sein et le biberon ; donner deux biberons de suite est une pratique fâcheuse.

Quoi qu'il en soit, chaque fois qu'elle donnera à téter, la mère devra présenter les deux seins pour y entretenir la sécrétion lactée.

3° *En donnant le sein pendant la nuit, le biberon dans la journée, ou inversement.*

Ce procédé est le moins bon, en ce sens qu'il ne stimule pas suffisamment la montée du lait et qu'il conduit ainsi rapidement à l'allaitement artificiel.

VALEUR DE L'ALLAITEMENT MIXTE.

Il est inférieur à l'allaitement maternel exclusif; les raisons en sont faciles à comprendre.

Il est supérieur à l'allaitement artificiel. Pourquoi ?

L'allaitement mixte, le complémentaire surtout, entretient l'activité permanente de la mamelle et utilise le maximum de la sécrétion lactée ; il atténue autant que possible les défauts du lait de vache, car le lait maternel renferme des ferments stimulateurs et régulateurs de la nutrition, que les tissus du nourrisson n'élaborent pas en quantité suffisante.

L'allaitement mixte a surtout pour but de rendre plus facile et plus fréquent l'allaitement au sein, soit chez des femmes pauvres obligées de gagner leur vie et de placer leur enfant dans une crèche pendant la journée, soit chez les mères plus fortunées, qui ne veulent pas renoncer complètement aux obligations mondaines.

Il n'est pas douteux que par l'allaitement mixte bien compris on peut, sinon supprimer, du moins réduire considérablement deux des plus importantes causes de mortalité infantile : l'élevage au biberon et l'industrie nourricière.

Enfin, l'allaitement mixte constitue une excellente préparation au sevrage.

A côté d'avantages très réels, ce mode d'allaitement présente aussi deux écueils qu'il faut savoir éviter :

1° La suralimentation, trop facilement réalisée par l'emploi du biberon ;

2° L'abandon progressif, mais trop rapide, de l'allaitement naturel.

SEVRAGE

Le sevrage est l'acte par lequel on supprime d'une façon absolue toute nourriture fournie par le sein. C'est dire qu'il ne peut être question de sevrage dans l'allaitement artificiel.

L'époque du sevrage est un moment critique

pour l'enfant ; elle est marquée, en effet, par une mortalité considérable, résultant de fautes commises, fautes qui consistent dans un passage trop brusque de la nourriture lactée à une alimentation trop substantielle pour laquelle les aptitudes digestives de l'enfant ne sont pas suffisamment préparées.

A QUEL MOMENT FAUT-IL SEVRER UN ENFANT ?

Le sevrage, a dit Trousseau, ne saurait se faire en consultant l'almanach. C'est dire qu'il est impossible de déterminer rigoureusement et mathématiquement l'âge auquel il doit avoir lieu.

Cet âge est extrêmement variable suivant les pays, depuis neuf mois jusqu'à trois ans et plus. En France, on donne comme date moyenne du sevrage un an ou quinze mois.

Il n'y a pas là de règle fixe ; il importe de tenir compte de certaines conditions.

L'état de la dentition est un élément important ; on ne doit pas sevrer un enfant qui n'a pas de dents.

Quoique l'évolution dentaire soit un phénomène physiologique, il n'en est pas moins vrai que cette période est souvent marquée par des accidents divers : cris, agitation, insomnie, diarrhée, toux, que rien n'explique. Sans vouloir attribuer à la sortie des dents une valeur trop grande dans la

production de ces symptômes, il faut bien cependant admettre une certaine influence lorsqu'on voit tous ces phénomènes disparaître sitôt la dent sortie.

L'enfant qui fait ses dents est en état de moindre résistance, d'où des troubles possibles dans sa santé.

A QUEL AGE SE FAIT L'ÉRUPTION DENTAIRE?

Les 20 dents de lait sortent par poussées successives, entre six mois et deux ans, séparées par des intervalles de repos plus ou moins longs.

Si bien que vers un an, l'enfant a en général 6 dents, puis 12, de quatorze à seize mois. Ce n'est que plus tard que viennent les autres.

Il y a donc là un moment de répit dont on peut profiter avec avantage pour effectuer le sevrage.

Si l'on s'en rapporte exclusivement à la dentition, ce ne serait que vers le quatorzième ou quinzième mois qu'il faudrait sevrer.

D'autres circonstances doivent influencer la décision :

1° *L'état de santé de l'enfant.* Pour sevrer, on choisira une époque où l'état général de l'enfant sera satisfaisant, où le tube digestif fonctionne bien, où il n'y a pas de maladie aiguë.

Pour un enfant chétif, malingre ou malade, l'allaitement au sein devra être continué : le lait maternel est le plus facilement assimilable, donc le meilleur. De plus l'enfant qui souffre trouve en tetant le sommeil et le calme.

2° *L'état de la sécrétion lactée.* Est-elle encore abondante, on pourra continuer le sein ; est-elle au contraire, faible au point de ne plus permettre qu'une ou deux tetées par jour, le sevrage est indiqué.

3° *La saison.* Le choix de la saison a une importance capitale. En été, les embarras gastriques, la cholérine, les diarrhées sont particulièrement à craindre ; en hiver, ce sont les affections pulmonaires. Mais ce sont surtout les mois de chaleur qu'on doit éviter, les mauvais mois comme on les appelle : mai, juin, juillet, août, septembre.

Il est des nourrices qui pendant de longs mois ont beaucoup de lait ; peuvent-elles sans inconvénients continuer à donner le sein sans autre nourriture, pendant dix-huit mois, deux ans et plus ?

Non ; cet allaitement prolongé n'est pas une bonne chose, car, au cours de sa seconde année, l'enfant doit prendre une autre nourriture en dehors de celle qui serait fournie par le sein : celle-ci ne renferme plus les matériaux et substances nécessaires au dévoloppement des os.

Voilà pourquoi le sevrage se fait dans de bonnes conditions vers la fin de la première année ou au début de la seconde.

C'est le *sevrage tempestif*, par opposition au

sevrage prématuré, qui expose à tous les dangers de l'allaitement artificiel et au *sevrage tardif*, qui peut être difficile, l'enfant habitué au sein refusant toute autre nourriture.

COMMENT DOIT-ON PROCÉDER AU SEVRAGE ?

Il peut être progressif ou brusque.

Le *sevrage progressif* est de beaucoup préférable. La mère n'ayant plus assez de lait, on fait intervenir l'allaitement mixte. On remplace une tetée par un biberon ; au bout de quelques semaines le poids de l'enfant restant stationnaire, on donnera un deuxième biberon ; l'un des biberons pourra même être remplacé par une bouillie, et ainsi de suite progressivement. On sevrera définitivement quand l'enfant ne prendra plus qu'une tetée.

C'est alors qu'on pourra songer à restreindre le nombre des repas pour augmenter la quantité de chacun d'eux.

En procédant ainsi et en surveillant attentivement la digestion de l'enfant, on arrive à doubler ce cap du sevrage sans accidents ou au moins sans accidents sérieux.

Le *sevrage brusque*, qui s'impose parfois pour des raisons diverses, expose l'enfant à des troubles variés qui peuvent même occasionner sa mort. La transition d'un mode d'alimentation à un autre mode n'est pas suffisamment ménagée et les organes digestifs du nourrisson ne supportent pas toujours ce changement sans protester. C'est dire que le sevrage brusque est un procédé de nécessité, qui réclame une surveillance très attentive de tous les instants.

Comment préparer une bouillie ?

On délaie une cuillerée à café d'abord (plus tard une cuillerée à entremets, puis une cuillerée à soupe) de la farine choisie (froment, orge, avoine, riz, etc.) dans une petite quantité d'eau froide, de façon à éviter les grumeaux ; on jette le tout dans 150 à 200 grammes de lait et on laisse cuire à petit feu, pendant dix minutes en remuant constamment. On retire du feu, on ajoute un peu de sucre ou de sel, plus tard du beurre, la bouillie est faite. Elle ne doit servir que pour un repas et ne sera jamais réchauffée.

Le choix de la farine sera indiqué par l'état des fonctions digestives ; aux évacuations intestinales rares répond la farine d'orge ; la farine de riz ou le cacao conviendront mieux au cas de garde-robes trop fréquentes.

Ce sont encore les fonctions intestinales, les pesées bien faites, l'aspect général du bébé qui nous serviront de base pour augmenter ou diminuer la quantité d'aliments.

En terminant, il est une recommandation qui ne manque pas d'importance, que je dois faire à savoir, que pendant toute la période du sevrage et même encore plus longtemps, l'enfant ne doit jamais rien prendre entre ses repas ; il ne doit jamais être assis à la table commune avant de pouvoir participer lui-même au repas de famille : sinon, on commettra fatalement des fautes d'hygiène alimentaire.

A cet âge, l'enfant veut déjà manifester sa volonté ; est-elle contraire à sa santé, il faut savoir lui résister.

En procédant suivant ces indications, l'enfant aura bientôt ses 20 dents, il sera bien portant : c'est ce que nous demandons.

V

HYGIÈNE GÉNÉRALE DU NOUVEAU-NÉ

PAR LE Dr V. BUÉ

Professeur agrégé
Chargé de cours à la Faculté de Médecine de Lille.

Au moment de sa naissance le nouveau-né humain n'a aucun vêtement qui puisse le protéger contre la température extérieure, trop chaude ou trop froide surtout ; il ne sait pas marcher et ne peut le faire ; tout au plus sait-il prendre la nourriture qu'on lui offre, mais il est incapable de la choisir, de discerner ce qui est bon de ce qui est dangereux. Il semble donc que la nature se soit montrée bien rigoureuse pour lui : c'est aux parents qu'il appartient de compléter cette œuvre ; c'est à eux de connaître les différents soins que réclame un bébé dès sa naissance. Vous les apprendre, tel est le but de cette causerie.

SOINS DE PROPRETÉ.

La propreté est une des premières conditions

de l'hygiène ; elle s'applique au nouveau-né comme à l'enfant plus âgé, comme à l'adulte.

La peau du nouveau-né est recouverte d'une substance grasse qu'il faut d'abord enlever à l'aide de frictions douces exercées avec un morceau d'ouate imbibé d'un corps gras (jaune d'œuf, huile stérilisée). Pour faire un nettoyage complet, il va falloir mettre l'enfant dans un bain.

Qu'on se serve d'une baignoire spéciale, à son défaut d'un bain de pieds ou de tout autre récipient assez grand, que les parois soient en métal, en faïence, en porcelaine, peu importe, pourvu qu'elles soient très propres.

Cette baignoire sera placée dans une chambre chauffée à 22° environ, au besoin même devant un feu bien flambant, car ce qu'il faut éviter à tout prix, c'est le refroidissement du nouveau-né.

Elle sera remplie aux deux tiers d'eau ayant bouilli, encore chaude : 37°. Ce degré de température convenable sera indiqué par le thermomètre, sinon par la main qui, plongée dans l'eau, éprouve une sensation agréable. Il est important que l'eau ne soit ni trop froide, car le nourrisson est très sensible au froid, ni trop chaude, car elle le brûlerait et lui ferait détester les bains.

Pour mettre l'enfant dans le bain, il faut le saisir de façon à le tenir solidement sans lui faire de mal. Le prendre par le ventre à pleines mains, ou le suspendre par les mains et les pieds sont là deux mauvaises façons, car la tête, non soutenue et incapable de l'être par une force musculaire insuffisante, retombe en arrière et balance au gré des lois de la pesanteur. Le procédé suivant répond à tous les desiderata : la main gauche est placée sous le cou ; les doigts légèrement recourbés formant une sorte de gouttière qui emboîte parfaitement la nuque et qui soutient bien la tête ; la main droite saisit les jambes : l'index placé entre les deux, forme avec le pouce une sorte d'anneau qui entoure la jambe droite, pendant qu'on forme avec les trois autres doigts l'anneau qui entoure la jambe gauche.

L'enfant bien saisi est plongé dans l'eau, tout entier, sauf la tête, qui reste toujours soutenue par la main gauche, tandis que la droite, qui a lâché les jambes, est devenue libre et va procéder au vrai lavage.

Le lavage est fait avec deux éponges neuves et bien lavées au préalable, au besoin même avec de l'ouate hydrophile. Un savonnage complet est pratiqué, en insistant aux endroits où la peau fait des plis (régions axillaires, inguinales).

Ceci fait, l'enfant est de nouveau saisi comme précédemment et enlevé du bain. Aussitôt il est enveloppé dans une sortie de bain, préparée à l'avance et chauffée par exposition sur le dos d'une chaise, par exemple, devant un foyer en combustion.

Cette sortie de bain sera ou un peignoir en molleton, ou un lange de flanelle ou une simple serviette, toujours très propre, de préférence ayant déjà servi, parce qu'alors plus douce à la peau, plus spongieuse, moins rugueuse, ce qui a son importance en l'espèce en raison de la sensibilité et de la fragilité de la peau du nouveau-né.

Ainsi bien enveloppé, il va être soumis à un essuyage très minutieux et très complet : c'est la meilleure façon de lui éviter un rhume et de faciliter l'habillement. Voire même que pour obtenir un assèchement parfait de la surface du corps il est bon de saupoudrer la peau avec le talc, l'amidon, le lycopode, etc.

Dès lors, l'enfant est prêt à être habillé : nous allons y arriver. Mais je ne voudrais pas quitter ce chapitre relatif à la propreté sans ajouter que chaque jour l'enfant doit être lavé de la tête aux pieds, que certaines pièces de son vêtement doivent être changées plusieurs fois par jour, particulièrement celles qui sont souillées par les déjections.

Le bain quotidien, à la température de 37° en hiver, de 32° à 34° en été, réalise parfaitement ce bon entretien de la peau nécessaire à son fonctionnement ; il habitue les enfants à l'eau, ce qui peut avoir un jour son importance si une maladie se déclare nécessitant la balnéation comme moyen thérapeutique.

Outre son rôle au point de vue de la propreté,

le bain peut encore être très utile chez certains enfants agités, qui trouvent difficilement le sommeil : dans ces cas, au lieu d'être donné le matin, le bain sera donné le soir.

Si tout le corps de l'enfant doit être tenu proprement, il est des régions qui demandent à être encore surveillées de plus près.

En première ligne je citerai les yeux : le jeune bébé contracte facilement des conjonctivites, qui peuvent le rendre aveugle ; on ne saurait donc trop se préoccuper de cet accident s'il survient, on ne saurait trop s'en préserver par des lavages à l'eau bouillie, à l'eau boriquée bouillie. L'éponge doit ici céder le pas à l'ouate, qui est renouvelée à chaque toilette.

Combien de fois ne voit-on pas sur la tête des nourrissons, très beaux partout ailleurs, de ces amas de saletés noirâtres formant de véritables croûtes ? Combien est encore répandu ce préjugé qu'il faut les respecter ! Préjugé absurde, qu'il faut combattre, en même temps qu'on fera tomber les croûtes par les applications d'huile ou de glycérine suivies d'un savonnage énergique à l'eau chaude.

Nous dirons enfin qu'à mesure que l'enfant grandit, ses mains doivent être tenues très propres, sinon, les promenant partout, les mettant dans sa bouche, il peut s'inoculer ou absorber des principes nocifs.

HABILLEMENT.

Le nouveau-né est très accessible au froid ; il doit être suffisamment couvert, mais pas trop ; il doit être protégé contre le froid ou contre la trop grande chaleur ; mais il a droit à remuer les membres, qui devront conserver la plus grande liberté possible de se mouvoir.

On peut vêtir le nouveau-né de deux manières, soit en l'enveloppant dans un maillot, soit en lui mettant des robes longues, suivant la mode anglaise.

Le maillot était primitivement un morceau d'étoffe dans lequel le nouveau-né était enveloppé et cousu. Par extension, on appela maillot l'ensemble des pièces d'étoffe qui servent à vêtir l'enfant.

Cependant aujourd'hui encore, les mots maillot, emmaillottement, font penser que le nouveau-né emmaillotté est toujours plus ou moins prisonnier dans ses vêtements.

Assurément, à l'heure actuelle, on ne voit plus comme autrefois les pauvres tout petits enveloppés, serrés par le maillot, les bras rapprochés et collés le long du corps, complètement enfermés dans les langes, les jambes étendues et maintenues par les couches, et les langes cousus ou liés.

Certainement, le nombre a diminué de ceux

autour desquels on roulait de haut en bas une bande ou lisière, de façon à les saucissonner. Le piquet ou le clou, auxquels ainsi ficelés, on les accrochait dans la chambre, a également disparu. Mais il n'en est pas moins vrai que, trop souvent encore, le maillot signifie pour beaucoup d'enfants prison ou étui trop court et trop étroit, c'est-à-dire vêtement-étui dans lequel l'enfant n'a pas la liberté de tous ses mouvements et ne peut remuer, comme il doit le faire, les bras et les jambes.

Il faut bien savoir que ce n'est pas, comme tant de personnes le croient encore, en enveloppant un nouveau-né dans un maillot serré que vous le ferez se développer droit, que vous l'empêcherez de devenir bossu ou bancal ; au contraire, ce n'est qu'en lui laissant, une fois habillé, la liberté des mouvements, en lui donnant la permission de remuer bras et jambes, que vous assurerez son développement régulier et son accroissement normal (Pinard. *La puéricutture du premier âge.*)

Voyez combien un petit enfant qu'on vient de démaillotter et qui est là tout nu sur les genoux de sa mère est heureux ; il remue ses membres dans tous les sens ; on dirait vraiment qu'il est soulagé de l'emprisonnement qu'on lui fait subir.

Donc, le nouveau-né doit avoir la liberté de ses mouvements dans son maillot.

Un maillot ordinaire se compose des pièces

suivantes : chemise de toile, brassière de flanelle ou de tricot, brassière de piqué, couche de toile, deux langes, l'un en laine, l'autre en coton ou en piqué. On y ajoute parfois un fichu de cou, un bonnet.

Emmailloter un enfant est tout un art, facile à apprendre, je le veux bien, mais qu'il faut connaître.

Je vais essayer de vous initier à sa technique, en vous la décrivant et en faisant procéder devant vous à l'habillement de ce mannequin.

La chemise est d'abord introduite dans la brassière de façon à réunir les deux en un seul vêtement ; il va falloir faire passer les bras de l'enfant dans les manches, chose peu commode à cause de tous les mouvements du bébé et de la crainte toute naturelle de lui faire mal.

Pour faciliter cette manœuvre, on passe deux ou trois doigts de la main droite dans l'extrémité de la manche, qui est alors plissée sur eux : la main gauche saisit le bras du bébé et dirige sa main vers les deux ou trois doigts qui la prennent et la fixent, pendant que la main gauche, devenue libre, déplisse la manche sur l'avant-bras et le bras de l'enfant.

Un autre procédé consiste à coiffer la main d'un cornet en papier résistant, dont on insinue la pointe dans la manche qu'on fait glisser dessus.

On passe ensuite la seconde brassière ; on

retourne l'enfant qui se trouve ainsi à plat ventre et on croise sur son dos ces différentes pièces, en ayant soin qu'il n'y ait pas de plis. C'est le moment de placer le fichu de cou triangulaire, la pointe en bas.

La couche et les langes, préparés à l'avance, sont appliqués sur les brassières, assez haut pour qu'ils ne glissent pas, pas trop haut cependant pour ne pas gêner les mouvements des bras.

L'enfant est remis sur le dos ; on croise les extrémités du fichu de cou sur la poitrine ; on rapproche les bords de la couche, qu'on croise sans trop serrer au niveau du thorax ; en bas, chaque côté de la couche sert à envelopper chaque membre inférieur. La partie qui déborde en bas est repliée entre les jambes de façon à permettre aux pieds de remuer à volonté.

On agit de même pour les langes, qu'on fixe avec une épingle de sûreté en haut, tandis qu'en bas ils forment une sorte d'étui très large enveloppant les membres inférieurs.

On retourne une dernière fois l'enfant pour fixer en arrière les langes avec des épingles.

Toutes ces précautions prises, le maillot n'étant pas serré, mais tenant bien quand même, est un vêtement très chaud, à la portée de toutes les classes de la société.

Depuis quelques années, on emploie beaucoup,

en France, un autre mode d'habillement, qu'on appelle l'*habillement moderne français*.

Il se compose d'une chemise et de brassières, d'un corset en toile, pour couvrir la partie supérieure du corps, d'une couche, d'une culotte, de bas et de chaussons de laine, pour la partie inférieure, de petites robes, en linge ou en flanelle, avec ou sans manches, pour recouvrir le tout.

Mieux vaut une robe avec manches, car un nourrisson ne doit jamais avoir les bras nus.

Il est inutile d'insister sur la technique de cet habillement.

Dans la méthode anglaise, on ne met généralement ni fichu, ni béguin, ni bonnet à l'enfant ; mais les robes sont montantes et les bras sont couverts par les manches qui descendent jusqu'au poignet.

Dans la méthode américaine, qui est une exagération de la méthode anglaise, non seulement on ne met pas de bonnet aux nouveau-nés, mais les robes sont décolletées, de sorte que le cou est découvert, les bras sont nus, du moins dans l'appartement.

La chambre. Le berceau. Le sommeil.

Le bébé tout jeune doit coucher dans la chambre de sa mère, même s'il n'est pas allaité par elle.

Faire coucher un nouveau-né dans la chambre de sa nourrice, est une faute qui a parfois été payée cher : la nourrice, pour calmer les cris de l'enfant, le prend dans son propre lit, lui donne le sein irrégulièrement et trop souvent, d'où des troubles gastro-intestinaux, s'endort même contre lui, d'où asphyxie du bébé.

L'air pur étant aussi nécessaire à la santé que la bonne nourriture, la meilleure chambre de la maison sera pour le bébé, c'est-à-dire la mieux aérée, la mieux exposée, la plus facile à chauffer l'hiver, à la température de 16° à 20°.

L'enfant doit être couché dans son propre lit, appelé ordinairement berceau, mot qui implique l'idée d'un balancement possible.

Autrefois, en effet, trop souvent encore aujourd'hui, on se figure que pour calmer les cris et les pleurs d'un enfant, pour l'endormir, il est nécessaire de le bercer. C'est là un préjugé à abandonner ; bercer un bébé n'a jamais été un traitement rationnel de la faim, de la souffrance ou de la malpropreté ; c'est une fâcheuse habitude dont on aura beaucoup de mal à se défaire.

Pour n'être point tenté de bercer, qu'on prenne donc un *berceau-lit*, bien planté et bien solide sur ses quatre pieds. Qu'il soit de préférence en métal, à claire-voie de petite ouverture, assez élevé : il sera ainsi facilement désinfecté, au besoin par le flambage ; il ne permettra pas à l'enfant d'engager la tête ou le corps à travers les barreaux ; il sera moins accessible aux animaux : on a vu des bébés mordus, dévorés par des porcs, ou couchés à côté des chiens, des chats de la maison.

A la tête de ce berceau-lit sera placée une tige recourbée qui supporte un rideau, pas trop épais pour ne pas empêcher l'air de circuler, à mailles assez étroites pour s'opposer au passage des insectes (mouches, moustiques).

Ce berceau-lit sera garni de la façon suivante : dans le fond, un matelas, constitué par un sac de toile rempli, soit avec du crin, soit avec du varech, soit avec de la balle d'avoine, jamais avec de la laine ou de la plume.

L'oreiller sera composé de la même façon.

Au-dessus du matelas, on peut placer un feutre plus ou moins épais, qu'on renouvellera assez souvent, jamais une toile imperméable, puis un petit drap.

La garniture sera complétée par un drap de dessus et une ou deux couvertures, suivant la saison.

En hiver, dans une chambre peu chauffée, il est souvent nécessaire de fournir à l'enfant une source de chaleur artificielle : ce qu'on réalise à l'aide de la boule d'eau chaude, qu'on doit toujours envelopper d'un linge épais et placer à une certaine distance de l'enfant pour être certain de ne pas le brûler.

Le plus souvent, la boule est mise au pied du lit ; mais s'il fait très froid, on peut en mettre une de chaque côté.

Comment coucher les enfants?

Un nourrisson de quelques semaines ou de quelques mois ne doit jamais être couché sur le dos : survienne dans cette attitude un vomissement, les matières qui le constituent retombent directement dans le larynx, la trachée : l'asphyxie s'ensuit. Si, au contraire, il est couché sur le côté, les matières vomies s'écoulent par les coins des lèvres, et l'air continue à pénétrer dans les poumons.

Ce n'est pas tout : l'enfant doit être couché tantôt d'un côté, tantôt de l'autre ; sinon des déformations de la tête en seraient la conséquence car les os ne sont pas encore durs, mais malléables.

L'enfant est bien couché, il va dormir.

Le *sommeil*, chez lui, doit occuper tout son temps en dehors des repas, au moins dans les premiers mois. Ce sommeil doit venir spontanément. Que de fautes commises à ce propos! Combien de mamans ont la fâcheuse habitude d'endormir leurs bébés en les tenant dans les bras, sur les genoux, en les berçant ou en chantant ! C'est là une pratique détestable, contraire à la bonne éducation du bébé, qui ne veut plus jamais s'endormir autrement, qui refuse de rester au lit tout éveillé et ne retrouve le sommeil que dans les mêmes conditions.

Dès sa naissance, le nouveau-né, qui est bien propre et qui a bien teté, sera mis dans son berceau-lit et y restera malgré ses cris, ses pleurs, qui ne peuvent lui occasionner rien de fâcheux. Quand il aura ainsi crié pendant quelques jours, se rendant compte qu'on ne s'occupe pas plus de lui, il cessera et s'endormira seul.

Il est des familles où la présence d'un bébé impose le silence le plus absolu sous peine d'interrompre son sommeil : c'est encore là une affaire d'habitude. La preuve en est que la plupart des jeunes enfants dorment parfaitement dans les rues d'une grande ville, au milieu des bruits de toutes sortes.

Au fur et à mesure que l'enfant avance en âge, le sommeil de jour est moins prolongé ; la nuit, c'est le contraire. Les tetées se feront de plus en plus rares ; bientôt il ne boira plus la nuit, qui sera occupée exclusivement par le sommeil.

Sorties.

Il serait imprudent de faire sortir un enfant le lendemain de sa naissance ; ne contracterait-il qu'un vulgaire coryza que ce serait déjà beaucoup pour lui, car il ne pourrait plus teter. Il convient donc de lui laisser le temps de prendre contact avec l'air extérieur ; en été, la première sortie pourra avoir lieu au bout de dix jours ; en hiver, on attendra la fin du premier mois. On choisira une belle journée ensoleillée, la température n'étant pas inférieure à 10° au-dessus de zéro.

Les premières sorties seront de courte durée et deviendront de plus en plus longues.

Une fois l'habitude des sorties prises, doivent-elles avoir lieu par tous les temps ? Ce serait une erreur. Autant il convient de donner à l'enfant un maximum de résistance aux intempéries, autant il est bon de le soustraire aux grands froids, à la pluie, au vent, à la trop grande chaleur.

Au cours de sa promenade l'enfant doit-il être placé dans une voiture ou porté sur les bras ?

Une voiture bien suspendue, munie d'une capote n'est pas un mauvais moyen de transport ; il est certain que, porté sur les bras, l'enfant risque moins de se refroidir. Mais il importe de le porter tantôt sur un bras, tantôt sur l'autre, afin d'éviter les déformations du squelette.

Autant que possible, un nourrisson ne doit pas sortir le soir.

Les premiers pas.

Pendant les premiers mois de son existence, l'enfant ne peut marcher, il ne peut même rester assis, car sa tête penche bientôt d'un côté et emporte le reste du corps.

Il faut donc, pour l'asseoir, attendre que les muscles du tronc du cou aient acquis une certaine vigueur, c'est-à-dire vers l'âge de six à huit mois.

Petit à petit, le nourrisson déposé sur un tapis essaie quelques mouvements de déplacement à l'aide de ses quatre membres ; puis il cherche à se relever en s'accrochant à ce qu'il trouve près de lui. Un beau jour il se tient debout seul, les jambes écartées pour élargir sa base de sustentation et enfin il va marcher, faire ses premiers pas.

Les plus grandes précautions sont de rigueur à ce moment ; l'enfant saisit tout ce qu'il trouve, les objets brillants surtout, les porte à la bouche et cherche à les manger. Pour l'amuser, on lui donnera des jouets non dangereux, ni par eux-mêmes, ni par la couleur qui les entoure : les meilleurs sont ceux en caoutchouc non colorié, en ivoire, en os.

Pour calmer les « rages de dents », un simple bâton de guimauve, qu'on trempe rapidement de temps en temps dans l'eau bouillante, est un excellent moyen.

Faut-il apprendre l'enfant à marcher ? C'est tout au moins inutile, la marche est une fonction instinctive, que l'enfant exécute dès qu'il en a la force. C'est, de plus, nuisible : vouloir faire marcher un enfant trop tôt à l'aide de lisières, de promenoirs, de paniers, c'est s'exposer à les déformer, à les voir les jambes arquées, déviées par suite de leur impuissance à supporter le poids du corps.

Comme pour la dentition, il n'y a pas de date fixe pour les premiers pas. L'âge moyen varie entre un an et dix-huit mois ; quand un enfant marche à neuf mois, on peut dire de lui qu'il a marché tôt ; après deux ans, il est en retard. C'est ce qui n'arrivera pas vraisemblablement aux enfants soumis aux soins que nous venons d'étudier.

VI

LES MALADIES ÉVITABLES DE L'ENFANCE

PAR LE Dr DELÉARDE

Professeur agrégé, Chargé du cours de Clinique médicale des enfants à la Faculté de Médecine de Lille.

MESDAMES, MESDEMOISELLES,

Grâce aux excellents conseils que vous ont donnés mes collègues de la Faculté de Médecine, les Drs Oui et Bué, vous connaissez maintenant la façon d'élever un nourrisson, vous savez comment il faut l'alimenter, le vêtir, vous savez en un mot quelle est l'hygiène générale qu'il doit suivre pour traverser sans incidents sérieux la période particulièrement dangereuse de son existence, je veux dire sa première année. Nous devons aujourd'hui prendre ce nourrisson qui est devenu un jeune baby puisqu'il ébauche ses premiers pas, qu'il commence à articuler quelques paroles et voir quelles sont les nombreuses maladies qui peuvent, faute de soins, s'abattre sur ce jeune organisme, gêner sa croissance et quelquefois même l'enlever pour toujours à l'affection de ses parents.

Les maladies de la seconde enfance, c'est-à-dire de la période qui s'étend du sevrage à l'adolescence, sont multiples, elles peuvent frapper les différents organes séparément ou les toucher tous à la fois ; elles sont capables de passer à l'état chronique, par conséquent de devenir incurables et de laisser après elles des traces indélébiles sous l'aspect de difformités.

Afin de mettre un peu d'ordre dans leur étude nous les diviserons en deux groupes.

Le premier comprendra les maladies du tube digestif, estomac et intestin, résultats d'une alimentation vicieuse.

Dans le second, nous ferons entrer les maladies dites infectieuses, dont le principal caractère est la contagion.

Premier groupe. — *Maladies du tube digestif.*

Vous savez avec quel soin jaloux il faut surveiller l'alimentation et la digestion d'un nourrisson afin de lui éviter la terrible gastro-entérite qui fait tant de victimes parmi les petits enfants. Aussi a-t-on pu dire avec juste raison que le nourrisson n'était qu'un tube digestif autour duquel gravitait toute la pathologie du premier âge. Après le sevrage pour l'enfant élevé au sein, ou au début de la première année pour l'enfant élevé au biberon, la nourriture doit être choisie, adaptée aux besoins de l'enfant et à la valeur digestive des sucs gastrique et intestinaux. Aussi voit-on des enfants bien portants pendant toute la durée de leur première année, commencer à présenter des troubles gastro-intestinaux au moment où les parents négligeant les précautions suivies croient pouvoir les alimenter presque comme des adultes, sous prétexte qu'ils ont quitté le sein ou dépassé le douzième mois.

La gastro-entérite se retrouve dans la seconde enfance avec des caractères légèrement différents de ceux qu'elle présente chez le nourrisson. Certes, elle reste grave, mortelle même, mais son pronostic est en général moins sombre, elle a une tendance à passer à l'état chronique, créant des affections rebelles, longues à guérir et retentissant sur le développement et la croissance de l'enfant.

Ses causes sont toujours les mêmes, la suralimentation et l'absorption d'aliments indigestes.

Etudions, si vous le voulez bien, les différents types que peut revêtir la gastro-entérite de l'enfant du second âge.

Il y a d'abord la forme la plus bénigne, la simple indigestion, s'accompagnant de fièvre élevée avec vomissements et diarrhée, plongeant pendant quelques jours l'enfant dans une certaine prostration et cédant facilement à la diète et à l'administration d'une purgation énergique. La répétition trop fréquente des accès aigus prépare la voie à l'entérite chronique à laquelle nous arrivons et qui peut s'installer d'emblée peu à peu, sournoisement en quelque sorte.

Une forme très fréquente de l'entérite chronique est celle que l'on appelle la dyspepsie du sevrage.

Elle survient, comme son nom l'indique, au moment où l'enfant commence à prendre d'autres aliments que le lait, c'est-à-dire des potages, des purées, des œufs. Elle s'observe aussi bien chez les enfants ayant été élevés au sein que chez ceux qui ont été nourris au biberon.

Elle est souvent le résultat d'une suralimentation lactée. Au lieu de diminuer la quantité de lait au fur et à mesure que l'alimentation devient plus substantielle, les parents, imbus de cette idée que le lait doit être la principale nourriture de l'enfant, continuent à donner en boisson, dans la confection des soupes, du lait en quantité immodérée, 1 litre 1/2, quelquefois davantage, par vingt-quatre heures ; l'enfant en prend dans l'intervalle des repas, il en prend la nuit, si bien qu'au lieu de remplir l'office d'un aliment indispensable, il devient un véritable poison à cause des fermentations abondantes qu'il provoque dans l'intestin ; fermentations qui donnent naissance à des produits toxiques.

Aussi l'état général de pareils enfants se ressent-il de cette intoxication. Ils sont généralement pâles, anémiques, malgré l'embonpoint factice qui les fait passer pour des enfants bien portants. Leur chair est flasque, bouffie, molle ; le ventre est gros, étalé. Le foie est augmenté de volume ; souvent leur peau est le siège d'éruptions multiples, urticaire, eczéma, impétigo, affections prurigineuses qui troublent le repos et rendent l'enfant irritable. L'urine est d'une odeur pénétrante, les selles sentent terriblement mauvais, la langue est blanche, l'haleine fétide. Le sommeil est agité, entrecoupé de cauchemars. Mis dans cet état par l'abus du lait, ils sont à la merci d'une infection aiguë qui peut les emporter en quelques jours pendant les chaleurs de l'été. Ceux qui résistent restent dans l'avenir des enfants délicats à gros ventre, à diarrhées faciles ou à constipation opiniâtre.

Pour rendre à ces petits malades une bonne santé et assister à la disparition progressive des signes que je viens de vous indiquer, il suffit dans la plupart des cas de diminuer dans de fortes proportions la quantité de lait ingéré, quelquefois même dans les cas graves de le supprimer complètement. La guérison peut s'en suivre, mais si l'on a tardé à prendre cette mesure de rigueur, l'entérite chronique s'installe, caractérisée par des crises aiguës de diarrhée avec fièvre et plus souvent par une constipation. Dans ce dernier cas c'est l'entéro-colite muco-membraneuse qui va évoluer chez l'enfant et qui ne le quittera que tardivement vers dix ou douze ans, après l'avoir fait souffrir pendant de longues années. La constipation ordinaire, traversée par des périodes de diarrhée, le rejet dans les selles de membranes rubanées et de glaires, des poussées de fièvre avec douleurs simulant parfois l'appendicite, voilà les principaux signes de cette affection si tenace qui retentit sur l'état général en rendant la digestion pénible. L'enfant atteint de cette maladie présente un teint jaunâtre, il est maigre, souffreteux et son alimentation est rendue difficile.

L'aboutissant ordinaire de la suralimentation lactée, comme celui de l'absorption d'aliments indigestes ayant provoqué des crises répétées de gastro-entérite, se retrouve encore dans une maladie qui intéresse particulièrement le système osseux. Je veux dire le rachitisme.

Toutes vous avez rencontré des enfants de deux à trois ans avec une tête énorme, un front saillant, une figure colorée, un thorax déformé, aplati transversalement, évasé à sa partie inférieure, bombé en avant, un ventre proéminent sur de petites jambes grêles incurvées dans tous les sens. Les articulations du poignet et des genoux sont gonflées et déformées. La colonne vertébrale est le siège de courbures anormales rendant l'enfant bossu dans le dos, la tête enfouie dans les épaules. L'éruption des dents est tardive, la marche également.

L'enfant, souvent oppressé au moindre mouvement, a presque constamment le front couvert de sueur ; il évite de bouger à cause des douleurs qu'il éprouve dans les os au voisinage des articulations et cesse de marcher alors qu'il avait déjà fait ses premiers pas.

Les selles sont fétides, glaireuses.

Le moindre refroidissement amène une bronchite qui se guérit difficilement et, se prolonge pendant des mois, préparant la voie à la tuberculose pulmonaire laquelle termine trop souvent la scène.

Voilà, rapidement décrit, le tableau du rachitique dont les os restent friables, mous, cartilagineux, et dont le squelette n'est pas assez solide pour supporter le poids du corps. De là les difformités qui, dans les cas de moyenne intensité, se dissipent peu à peu sans laisser de traces mais qui, dans les cas plus sérieux, se retrouvent dans l'âge adulte sous l'aspect de bosses dans le dos, de thorax en bréchet de poulet, d'incurvation des jambes en dedans ou en dehors.

Eh bien ! le rachitisme est lui aussi la conséquence d'une alimentation vicieuse, c'est l'aboutissant de la gastro-entérite du nourrisson et de l'enfant du second âge, c'est un trouble de la nutrition, résultat de fermentations intestinales qui empêchent le phosphore et la chaux des aliments de se fixer dans les os et de permettre leur croissance régulière.

Il suffit de connaître la cause de ces différentes formes de la gastro-entérite pour en préserver les enfants. Ce sont des affections évitables par excellence puisqu'elles dépendent toutes d'une alimentation vicieuse, trop abondante et mal appropriée aux besoins de l'enfant. Les petits malades qui en souffrent sont des victimes inconscientes de l'ignorance des parents. Comment donc faut-il nourrir les enfants après le sevrage ?

Du douzième au dix-huitième mois, le nombre des repas ne doit pas dépasser 5 par vingt-quatre heures. Ils seront réglés de la façon suivante :

6 h. à 7 h. matin. — 175 grs. de lait sucré et bouilli.
9 h. à 10 h. matin. — Idem.
Midi à 1 heure. — Bouillie faite moitié lait, moitié eau, avec une ou deux cuillerées à soupe de farine. — 200 gr. de liquide au maximum.
4 h. à 5 h. soir. — 175 gr. de lait.
7 h. à 8 h. soir. — Bouillie comme à midi.

Du dix-huitième au vingt-quatrième mois, 4 repas plus substantiels.

8 h. matin. — 200 gr. de lait sucré avec une biscotte ou un gâteau sec.

Midi. — Quelques cuillerées à soupe de purée de légumes, pommes de terre, ou légumes décortiqués, fèves, haricots, pois cassés, lentilles. En boisson de l'eau bouillie.
4 h. soir. — 200 gr. de lait avec une biscotte ou un gâteau sec.
7 h. soir. — Bouillie faite avec deux cuillerées à soupe de farine alimentaire diluées dans 100 gr. d'eau et ajoutées à 100 gr. de lait bouillant et sucré.

A partir de deux ans, 4 repas par jour.

8 h. matin. — 200 gr. de lait sucré ou mieux une bouillie.
Midi. — Purée de légumes, compote de fruits, gâteau sec. En boisson de l'eau bouillie.
4 heures. — 200 gr. de lait sucré avec un gâteau sec.
7 heures. — Un œuf avec un gâteau sec.

Puis au fur et à mesure que l'enfant avancera en âge, l'alimentation variera peu ; elle deviendra plus copieuse à midi. A partir de trois ans on ajoutera de la viande rouge ou blanche à midi en ayant soin de la couper en menus morceaux ou mieux encore de la broyer au masticateur. Enfin on donnera également des potages gras, consommé aux pâtes et une ou deux fois par semaine, en hiver surtout, on remplacera la viande par une ou deux sardines, un peu de thon, de la cervelle de mouton, du ris de veau.

Les bouillies peuvent être faites avec une des nombreuses farines spécialisées ou, ce qui est préférable, avec les farines naturelles, crème d'orge, crème de riz, farine d'avoine, arrow-root. Les menus indiqués plus haut ne s'adressent pas invariablement à tous les enfants. Certains d'entre eux, plus robustes, bien constitués, exigent une alimentation un peu plus abondante, mais il faut bien se garder de tomber dans l'exagération et de suralimenter les enfants sous prétexte qu'une fois le repas terminé ils demandent encore à manger.

DEUXIÈME GROUPE. — *Les maladies infectieuses.*

Nous arrivons au second groupe de maladies évitables, les maladies infectieuses d'origine microbienne, contagieuses, c'est-à-dire transmissibles d'individu malade à individu sain. Elles ont pris en médecine une importance considérable. L'étude des modes de contamination de ces affections est la base de l'hygiène sociale et de l'hygiène individuelle.

Leur caractère de contagiosité fait naître des épidémies parfois redoutables, telles les épidémies de variole, de diphtérie, de rougeole, ou encore régnant à l'état endémique elles peuvent faire dans tous les pays et à toutes les saisons des victimes dans tous les rangs de la société, telle la tuberculose.

L'étude de ces maladies est donc intéressante, elle ne sera qu'ébauchée dans cette leçon et réduite à l'examen de quelques-unes d'entre elles.

Avant d'aborder l'étude des maladies infectieuses, je dois m'efforcer de détruire un préjugé qui a déjà coûté la vie à un grand nombre d'enfants et qui est profondément enraciné dans l'esprit du pubiic.

On entend couramment dire que l'enfant doit inévitablement faire au cours de ses premières années et surtout avant la dixième, les maladies dites d'enfant comme rougeole, scarlatine, coqueluche, etc.

Les précautions que l'on prend pour lui éviter ces maladies ne sont que des demi-mesures, car il est de notion courante qu'une atteinte de ces affections est moins grave pendant l'enfance que durant l'âge adulte.

On ne saurait trop s'élever contre un pareil raisonnement. Lorsqu'un enfant commence une rougeole, une scarlatine ou une coqueluche, on ne peut jamais assurer que la maladie se terminera sans incidents. Il peut survenir des complications très sérieuses, très graves, qui prolongent la maladie, diminuent la résistance organique et entraînent parfois la mort.

Sans aller chercher trop loin des exemples, je vous rappellerai le nombre de décès survenus en grand nombre chez les enfants atteints de rougeole au cours de l'épidémie qui sévit actuellement à Lille. Ces décès sont dus à une complication de la rougeole, à la broncho-pneumonie. L'une entraîne l'autre. Voilà des enfants qui ne seraient pas morts s'ils n'avaient pas contracté la rougeole.

De plus à n'importe quel moment de la vie, que ce soit pendant l'enfance ou pendant l'adolescence et l'âge adulte, les maladies infectieuses doivent toujours être évitées car leur gravité reste la même à toutes les périodes de l'existence. Je croirai même que l'adulte étant plus résistant que l'enfant peut supporter plus facilement que lui les atteintes du mal.

Enfin, dans toutes les maladies de l'enfance il faut tenir grand compte des complications à longue échéance qui peuvent se manifester plusieurs années après la maladie qui les provoque.

C'est ainsi qu'on voit assez fréquemment des adolescents, des jeunes femmes succomber d'urémie, conséquence d'une albuminurie qui s'est développée insidieusement à la suite d'une scarlatine contractée dans l'enfance.

De même un certain nombre d'enfants qui succombent à la tuberculose avant l'âge de dix ans, ont eu dans le jeune âge une coqueluche qui a traîné en longueur et qui a préparé la voie au développement de cette grave affection.

Vous voyez, par ces exemples, que les maladies infectieuses de l'enfance peuvent revêtir un caractère de gravité particulier tant par les complications immédiates que par les manifestations éloignées qu'elles entraînent.

Elles doivent être évitées et le préjugé qui prétend que l'enfant doit nécessairement les avoir parce que ce sont des maladies d'enfant est grotesque, dangereux et mérite d'être combattu sérieusement. Rappelez-vous que l'organisme ne supporte pas impunément les frais d'une maladie infectieuse.

Les microbes, causes de cette maladie, fabriquent des poisons qui altèrent plus ou moins profondément la nutrition. Vous avez toutes remarqué combien on était amaigri, fatigué, et peu résistant à la suite d'une maladie même de courte durée, telle que la vulgaire grippe ; à plus forte raison après les maladies plus sérieuses la rougeole, la scarlatine, la coqueluche, l'organisme d'un enfant ne se rétablira-t-il que lentement.

Je ne puis naturellement étudier en détail chacune des maladies infectieuses qui peuvent frapper l'enfant. Je n'étudierai que le moyen de propagation de certaines d'entre elles ; les plus répandues telles que la rougeole, la scarlatine, la coqueluche, la diphtérie, la tuberculose.

En ce qui concerne le retour de l'enfant à l'école à la suite d'une maladie infectieuse, les règlements en vigueur assignent seize jours après la rougeole, quarante jours après la scarlatine à compter du début de la maladie et trente jours après la disparition de la dernière quinte pour la coqueluche. Les délais sont suffisants pour la rougeole et pour la scarlatine, ils ne le sont pas pour la coqueluche dont certaines formes graves et de longue durée laissent après elles un organisme affaibli qui a besoin, pour se rétablir, d'autre chose que l'air confiné d'une salle d'école ou le travail intellectuel auquel on soumet l'enfant.

Enfin les règlements devraient s'appliquer également aux frères ou sœurs des malades à qui on autorise trop souvent la fréquentation de l'école. Ils peuvent être les véhicules inconscients des germes de la maladie et contaminer plusieurs de leurs condisciples.

Rougeole. — S'il est une maladie facilement transmissible, dont les épidémies sévissent chaque année sur la population scolaire, et à toutes les saisons, c'est bien la rougeole. La facilité de la contagion s'explique par ce fait que l'enfant est déjà atteint de rougeole, qu'il est déjà contagieux alors que l'éruption classique ne s'est pas produite, et qu'il se plaint seulement d'une douleur de tête, de fatigue générale, et d'une toux sèche, quinteuse, opiniâtre. Le début de la rougeole ne diffère guère de celui d'une simple bronchite accompagnée de coryza.

Aussi ne pense-t-on à isoler l'enfant qu'au moment où l'éruption apparaît sur la figure, mais pendant les trois ou quatre jours qui ont précédé cette éruption il a eu le temps de contaminer tous les autres enfants qui l'ont approché.

Le microbe de la rougeole est contenu dans les larmes, dans le liquide qui s'écoule du nez, dans la salive, dans l'expectoration de l'enfant. Une fois l'éruption sortie, le catarrhe oculo-nasal diminue, la toux persiste mais elle perd rapidement le caractère de contagiosité.

Le microbe de la rougeole est très fragile, il se détruit de lui-même en quelques heures ; on a remarqué qu'il fallait un contact direct des produits dangereux pour faire éclore la rougeole chez un individu sain et, d'après ce que je viens de vous dire à l'instant, vous conclurez que la personne contaminée inconsciemment devra être en contact avec la personne contaminante.

La zone dangereuse ne dépasse pas trois à quatre mètres au delà du malade. Les complications les plus redoutables de la rougeole, que l'on peut souvent éviter par une thérapeutique appropriée sont la broncho-pneumonie, les otites et la diphtérie.

La broncho-pneumonie survient quelques jours après l'apparition de l'éruption ; elle ne débute pas d'une façon éclatante, il faut la rechercher. Mais bientôt la température s'élève, atteint 39-40°, l'enfant devient dyspnéique, la respiration est courte et fréquente, la toux sèche. Le pronostic est d'autant plus grave qu'une partie plus étendue d'un seul ou des deux poumons est touchée. La broncho-pneumonie dure en général assez longtemps, une semaine, parfois davantage, entrecoupée par des périodes de rémission. Lorsque le cas est favorable on voit la température diminuer progressivement, la dyspnée disparaître; au contraire, et c'est ce qui arrive trop souvent, si le thermomètre reste autour de 40° avec un état d'asphyxie de plus en plus marqué et les lèvres cyanosées, cela indique une extension du foyer d'inflammation pulmonaire, la mort est proche et s'annonce chez les jeunes enfants par des convulsions.

L'otite ou inflammation de l'oreille moyenne est également une complication fréquente et très grave. Elle est la cause d'abcès du cerveau et de méningite presque toujours mortelle. Elle entraîne souvent la perforation du tympan et la surdité.

La diphtérie se développe facilement chez les enfants atteints de rougeole. Elle se localise au larynx, et elle présente un caractère de gravité particulier.

Scarlatine. — Le microbe est plus résistant que celui de la rougeole. Elle est contagieuse surtout au début, au moment de l'angine, et non pas au moment de la desquammation que l'on peut rendre inoffensive grâce à la balnéation journalière et au savonnage de la peau de la figure et du corps.

La résistance plus considérable du virus scarlatin explique les complications à longue échéance telles que la néphrite.

Ce sont surtout les scarlatines frustes à éruption peu marquée qui sont dangereuses au point de vue de la contagion et au point de vue de la gravité pour le malade qui en est atteint.

Les scarlatines qui passent inaperçues sont prises pour de vulgaires angines et le malade reprend avant la disparition complète du microbe de la scarlatine ses occupations ordinaires alors qu'il reste contagieux par la salive, la toux, et crée des foyers d'infection autour de lui.

Les complications de la scarlatine sont la néphrite, les otites, la diphtérie. Elles seront évitées par un traitement antiseptique rigoureux de l'angine et par un nettoyage fréquent de la bouche, des fosses nasales et de la peau du corps.

La néphrite scarlatineuse qui se manifeste par de l'albuminurie, de l'œdème de la face et des jambes, par une diminution de la quantité d'urine est une complication sérieuse. Elle peut entraîner la mort à brève échéance ou se réveiller de longues années, après son début, à l'occasion d'une maladie quelconque, et provoquer des accidents d'urémie à pronostic fatal.

La coqueluche est une maladie redoutable pour les enfants, à cause de sa longueur, du trouble qu'elle apporte dans le développement et la nutrition de l'enfant, et la longue période pendant laquelle elle reste contagieuse. Les produits dangereux sont la salive et l'expectoration de l'enfant qui suit les quintes.

C'est une maladie que beaucoup d'enfants contractent dans les jardins et promenades publics car on a la très mauvaise habitude de sortir les enfants atteints de coqueluche, au début de leur maladie.

Les complications sont la broncho-pneumonie, encore plus grave que celle de la rougeole, la bronchite chronique et la tuberculose.

Les deux dernières à longue échéance.

La diphtérie qui a causé tant de décès avant la découverte du sérum de Roux est extrêmement contagieuse. Elle se caractérise par la production, au niveau de la gorge, de fausses membranes d'un blanc grisâtre qui s'étendent avec une extrême rapidité, envahissent le pharynx, le larynx où elles provoquent le croup.

La salive de l'enfant, les débris de fausses membranes, le jetage du nez sont les agents de contamination d'autant plus dangereux que le microbe est très résistant.

La diphtérie peut évoluer sournoisement, sans attirer l'attention des parents, surtout lorsqu'elle est localisée aux fosses nasales. Elle ne se manifeste au dehors que lorsque le malade est déjà profondément intoxiqué.

Le traitement de la diphtérie nécessite les injections de sérum à dose élevée, 60 à 80 centimètres cubes au minimum. Il sera d'autant plus efficace que l'injection aura été faite peu de temps après le début de la maladie. On peut affirmer que grâce au sérum, une diphtérie soignée d'une façon précoce n'est jamais mortelle.

Lorsque dans une famille un cas de diphtérie se déclare, il est bon de vacciner tous les enfants et même les adultes en leur injectant une petite quantité de sérum. On les met ainsi à l'abri de la maladie pendant une quarantaine de jours, délai suffisant pour désinfecter les locaux contaminés et arrêter une épidémie naissante. L'isolement aussi rigoureux que possible du malade s'impose naturellement.

Tuberculose. — Nous arrivons à la maladie la plus terrible, celle qui sévit dans tous les milieux et d'autant plus difficile à écarter des enfants que les procédés de contamination sont multiples. Je veux dire la *tuberculose.*

La tuberculose, contrairement à l'opinion généralement admise, n'est jamais héréditaire.

L'enfant, même issu de parents tuberculeux, ne nait pas tuberculeux, il le devient plus ou moins longtemps après sa naissance, s'il reste en contact avec son père ou sa mère malades. C'est la contagion, qui le rend tuberculeux. La tuberculose est une maladie transmissible d'individu malade à individu sain au même titre que la rougeole, la scarlatine ; la seule différence qui existe entre la tuberculose et les autres maladies infectieuses c'est que son début se fait d'une façon cachée, elle se développe lentement ; de sorte que l'enfant ou l'adulte sont déjà tuberculeux depuis de nombreux mois lorsque les signes extérieures apparaissent.

Un enfant né de parents tuberculeux deviendrait robuste et conserverait la santé si, tout de suite après sa naissance, on l'isolait du foyer contagieux que représentent ses parents et la maison qu'ils habitent.

De tous les produits susceptibles de propager la tuberculose, le crachat expectoré par le phtisique est le plus dangereux à cause de la quantité souvent considérable de microbes tuberculeux qu'il renferme.

Déposé à la surface du sol, dans la rue ou dans la maison, le crachat se dessèche ; surviennent un coup de vent, la robe d'une dame ou le balai de la domestique qui soulèvent la poussière et voilà le bacille tuberculeux voltigeant dans l'air et prêt à être respiré ou dégluti par le premier venu. Dans la très grande majorité des cas l'infection tuberculeuse commence de cette façon.

Aussi est-il nécessaire de faire une guerre acharnée au crachat et de forcer les malades à expectorer dans un crachoir au fond duquel on versera un liquide quelconque qui conservera les crachats humides. Ceux-ci seront ensuite désinfectés par l'ébullition dans de l'eau renfermant de la potasse.

Après les crachats vient le lait fourni par les vaches atteintes de tuberculose de la mamelle ou même de tuberculose pulmonaire et qui infectent leur lait d'une façon indirecte.

Comment le bacille tuberculeux pénètre-t-il dans l'organisme ? par deux voies.

1° La voie respiratoire qui facilite l'introduction du bacille dans les poumons en même temps que l'air. Ce fut pendant longtemps la seule voie admise ; on s'appuyait pour justifier cette théorie sur la fréquence plus grande de la tuberculose pulmonaire que des autres localisations de l'infection tuberculeuse.

2° La voie digestive. Au lieu d'être inhalé le bacille serait dégluti, il traverserait l'estomac et l'intestin sans être détruit, franchirait la paroi de l'intestin et, entraîné par la circulation lymphatique, viendrait se fixer dans les ganglions du médiastin.

De là il infecterait les poumons. Des expériences récentes faites à l'Institut Pasteur de Lille et auxquelles j'ai eu l'honneur de participer avec le Dr Calmette et M. Guérin, il résulterait que, contrairement à l'opinion en cours, c'est la voie digestive qui serait la plus généralement suivie par l'infection tuberculeuse.

Mais peu importe le mode de pénétration du

bacille tuberculeux dans l'organisme. Le crachat desséché reste toujours un produit très dangereux et l'ébullition du lait avant son absorption s'impose comme une nécessité primordiale.

En ce qui concerne les enfants, il faut veiller avec un soin scrupuleux à ne jamais leur laisser porter à la bouche des objets qui ont traîné sur le sol et qui auraient pu être souillés par des bacilles tuberculeux et éviter de leur donner à sucer des tétines de caoutchouc qui tombent par terre, traînent partout et risquent par conséquent de les infecter. Il est dangereux en même temps que sale, de mettre la tétine dans la bouche des enfants pour calmer leurs cris.

Chez eux la tuberculose est toujours mortelle, soit qu'elle revête la forme de tuberculose pulmonaire, de méningite, ou de tuberculose généralisée à tous les organes. Les tuberculoses osseuses et ganglionnaires, à condition qu'elles restent localisées, guérissent parfois au prix d'un traitement très long, de soins minutieux et d'un séjour sur les bords de la mer.

Il m'a suffi, au cours de cette conférence, d'énumérer rapidement les causes des principales maladies qui frappent l'enfant, maladies de la nutrition et maladies infectieuses, pour que vous sachiez les moyens de les en préserver; toutes les affections étudiées aujourd'hui sont en effet évitables soit par une alimentation appropriée, soit par des moyens d'hygiène générale et individuelle.

Ces mesures de prophylaxie sont à votre disposition, car une maladie dont on connait la cause est une maladie dont on peut facilement se préserver.

Après tout ce que je vous ai dit ne trouvez-vous pas que la médecine, grâce aux découvertes modernes, est en train de subir une transformation des plus profitables pour l'humanité.

De médecins thérapeutes c'est-à-dire de médecins cherchant dans l'administration des drogues le soulagement et la guérison des malades, nous devenons médecins hygiénistes chargés de veiller sur la santé d'autrui en éloignant les causes des maladies. Dans cette dernière façon d'exercer la médecine le champ est plus vaste, le terrain plus ferme, car les notions dont nous nous servons reposent sur des bases scientifiques, étayées par l'expérience et dont la vérité éclate chaque jour sur toute la surface du globe.

Ce sera la plus grande gloire du XIXe siècle d'avoir largement ouvert la voie à l'hygiène sociale et par là au soulagement de l'humanité.

VII

L'ÉDUCATION PHYSIQUE DE L'ENFANCE

PAR LE Dr L. GAUDIER

Professeur agrégé, Chargé du Cours de Clinique chirurgicale, à la Faculté de Médecine de Lille.

Que devons-nous entendre par « l'Education physique » ? d'une manière très générale, l'ensemble des moyens dont nous pouvons disposer pour aider au développement normal et harmonique du corps de l'enfant.

Précédant, en quelque sorte, l'éveil de nos facultés intellectuelles, l'éducation physique se propose de favoriser, très simplement, très rationnellement, sans contrarier la nature, sans exagération, le bon fonctionnement de nos organes, de nous apprendre à en obtenir le meilleur *rendement*, et de nous permettre, normaux et résistants, d'être confiés entre les mains du maître qui se chargera, lui, de notre éducation intellectuelle.

C'est là comme vous le pensez bien, un programme considérable auquel doivent collaborer les parents autant si ce n'est plus que le médecin ou l'hygiéniste dont le rôle est surtout d'adapter à l'enfance, un ensemble de formules souples, simples, dont l'application restera confiée pour la plus grande part à la famille.

Dans de précédentes conférences, nos éminents collègues vous ont appris l'art d'amener l'enfant robuste, normalement nourri, bien sain, de la naissance à l'âge de trois ou quatre ans, moment où pourront être appliquées les méthodes que je me propose de vous décrire.

Mais il n'y a pas de limite fixe à l'application de pareilles règles, et en réalité, l'éducation physique de l'enfant commence au moment où ses muscles se bandant dans un premier et considérable effort, il prélude à l'acte de la *station* debout et à *l'art de la marche*.

A partir de cette époque, tous les efforts de l'éducateur, doivent tendre vers un but, reporté assez loin, à la fin de la deuxième enfance, vers l'âge de quinze à seize ans, et où l'enfant ayant acquis son développement normal et homogène, ayant vu se *développer* chez lui, simplement, naturellement, sans à-coup, les phénomènes physiologiques de la puberté, peut voler de ses propres ailes, et ajouter à *l'éducation physique* à qui il doit tout, une série d'autres actes physiques, plus violents et dont le but sera de développer *seule-*

ment, certains points de son organisme, en vue de certains actes plus *spécialisés*.

Il s'agit là alors de ces exercices de gymnastique violente, pratiquée le plus souvent aux agrès, de certains sports brutaux qui doivent être absolument réservés à des sujets d'élite et à un âge où il n'y a plus rien à craindre pour le développement normal de l'individu.

Malheureusement beaucoup encore ne voient dans les exercices physiques de l'enfance, que cette gymnastique intempestive, et pensent que seule elle est capable d'aider à la croissance de l'enfant. C'est là une erreur que je vais essayer de combattre devant vous, au cours de cette causerie.

Tout exercice doit être proportionné à l'âge et à la force du sujet qui l'exécute : il doit être *dosé*.

Tout excès se paie, chez l'enfant plus qu'à tout âge, car l'organisme chez lui réagit avec une violence considérable, et cette réaction peut occasionner des désordres irréparables.

Le squelette, en voie non seulement d'accroissement, mais encore d'ossification, est entièrement malléable et se modifie par les *traumatismes directs*, ou à la suite d'un effort *musculaire trop violent*.

Cette modification peut consister en des *déviations anormales*, non inflammatoires causes de troubles de la statique qui s'étendent sur toute la hauteur de l'individu (*scolioses, cyphoses*) ; elle peut aussi se résumer en des *inflammations*, plus ou moins aiguës débutant en des points d'élection qui sont les cartilages d'accroissement des os, points, où le travail cellulaire est plus intensif, et où par conséquent la résistance aux traumatismes et aux infections microbiennes est moindre.

Ces inflammations qui varient de la simple « fièvre de croissance », à la suppuration la plus grave, appartiennent au groupe pathologique des ostéomyélites, c'est-à-dire des inflammations portant sur tout l'os, périoste et moelle y compris.

Chez certains enfants, particulièrement bénignes, ces ostéomyélites revêtent un type rhumatismal, de douleurs aiguës, et ne se traduisent guère que par un accroissement des os, que les parents connaissent bien, et qu'on observe après certaines fièvres graves. Chez d'autres : l'affection est grave de conséquences, opératoires d'abord, physiologiques ensuite, ces dernières répondant à la destruction des cartilages d'accroissement de l'os, et dont la disparition voue le membre atteint à une atrophie définitive au point de vue de sa longueur.

Vous devinez les boiteries consécutives, les déviations des membres dues à ce que dans les segments comprenant deux os (comme dans la jambe et l'avant bras), un des os resté sain, continue à s'accroître, et fatalement dévie le membre du côté où l'os malade ne peut le suivre dans son développement.

Eh bien, il est maintenant parfaitement connu que, chez l'enfant fatigué, surentraîné par un exercice violent, un choc, une chute prédisposent ou même produisent de pareilles inflammations et vous comprendrez pourquoi les exercices violents seront bannis du régime physique de nos enfants à la période de croissance ».

Ce point réglé, que devons-nous demander aux exercices physiques que nous proposerons aux enfants?

De ne pas *contrarier* le développement de son corps, mais de *l'aider : de contribuer à son esthétique générale, d'augmenter proportionnellement la valeur de ses organes les plus importants, le cœur et le poumon;* et par suite de mettre en meilleure forme tout son individu.

L'enfant doit apprendre à *se tenir debout*, ce qui est beaucoup plus difficile qu'on ne se l'imagine, et l'examen de nombreux enfants est édifiant : rares sont ceux qui ont une bonne attitude normale : nuque, dos, fesses, mollets, talons sur une même ligne ; mais combien nombreux les dos ronds, les reins trop cambrés, les cous penchés en avant. C'est qu'on ne leur *a pas appris ;* et si nous les appuyons contre un mur lisse de manière à le leur faire toucher par les points de leur corps indiqués plus haut, vous verrez combien cette attitude *normale* leur est *pénible* et la contracture fatiguante qui en résulte pour eux, au bout de quelques instants; cessez de les surveiller : bien vite le dos s'écarte du plan du mur, la nuque s'incline : ils retombent dans leurs errements.

Mais il n'y a pas que la *station debout;* il y a la *manière d'être assis*, et il s'agit là *d'attitudes mauvaises,* d'habitudes néfastes qui ont sur l'organisme, une influence bien plus néfaste encore que la station debout anormale. Ici on peut incriminer, en plus du manque d'éducation, les déplorables résultats du mobilier scolaire *non adapté* à l'élève et le manque de surveillance exercée sur ce dernier.

Malgré les campagnes entreprises depuis de nombreuses années et dont les fruits commencent seulement à se faire sentir, combien de parents encore ne s'occupent pas de savoir si leur enfant possède une vue normale ou non, une audition convenable ou insuffisante. Cela est bon plus tard, vers quatorze ou quinze ans et, à moins de tares très visibles, sautant aux yeux pour ainsi dire, les mères nous répondent qu'il n'est pas bon de s'habituer à porter des lunettes ou des lorgnons trop jeune, que plus tard on verra.... Le résultat en est bien simple : le myope s'adapte forcément le mieux, ou plutôt le plus mal qu'il peut au travail qu'il doit exécuter : ce n'est pas le livre ou le cahier de musique qui va à lui, c'est lui qui va vers eux, d'où des dos ronds, des épaules saillantes, des torticolis...

Le pupitre était trop haut ou trop bas, le banc trop loin ou trop près, l'enfant s'adapte pour écrire, le plus commodément qu'il peut, et c'est l'origine des déviations latérales de la taille, des scolioses si rebelles au traitement tardif et dont les suites éloignées sont si fatales au développement normal de l'enfant.

Les attitudes déplorables contractées en classe se gardent pendant les heures de loisir et, curables au début, deviennent plus tard fixes et définitives ; une race difforme est constituée qu'essaieront de modifier les artifices de la mode.

Mais à côté des *déformations d'origine scolaire*, il y en a d'autres qui tiennent en propre à la façon défectueuse dont l'enfant respire et qui en découlent directement.

Il faut apprendre à l'enfant comment on doit respirer, et cela dès qu'il peut le comprendre. Un examen minutieux des organes respiratoires *s'impose au début et par la suite*. Tous les symptômes de l'insuffisance respiratoire d'origine naso-pharyngée sont bien connus, les enfants au facies hébété, à la bouche ouverte, aux déformations dentaires ; enclins à s'enrhumer, à faire des inflammations de l'oreille, de la surdité passagère d'abord, définitive plus tard, sont légion. Ce sont des *adé-*

noïdiens, dont l'avant-nez et la gorge sont obstrués par l'hypertrophie d'amygdales nasales et pharyngées. Ils sont voués, si on n'y met bon ordre, et de bonne heure, aux *thorax étriqués*, aux colonnes vertébrales déviées, aux déformations de la face, sans compter les autres incidents locaux ou généraux, auxquels expose une amygdale infectée chroniquement, porte d'entrée pour les invasions du système lymphatique (scrofule), ou les affections de l'appareil respiratoire.

C'est par l'*éducation de la respiration* qui doit être *exclusivement* nasale, rythmée et lente que l'on amène à l'*éducation du cœur*.

Une respiration insuffisante, courte, rapide, prédispose aux emballements du muscle cardiaque, à l'essoufflement prématuré, au forçage peut-être, si un exercice violent se répète trop souvent.

Un cœur calme, battant régulièrement, même après l'effort, est l'apanage des enfants respirant normalement, posément et *à fond*, et qui ne présentent pas de symptômes de fatigue.

C'est qu'en effet *la fatigue*, c'est-à-dire l'épuisement de notre force musculaire, est chose à redouter chez l'enfant peu habitué à se modérer, mais elle résulte plus des exercices que l'on impose que de ceux qu'invente l'enfant, car celui-ci, dès qu'il en éprouve les symptômes avertisseurs s'arrête et se repose.

On a prétendu, il y a une *fatigue salutaire* :

celle après laquelle l'enfant mange mieux, dort mieux. Erreur! *toute fatigue est nuisible* et du fait qu'un enfant après un exercice qui peut paraître violent, mange et dort bien, il faut conclure au contraire, qu'il n'est pas *fatigué*. Le *fatigué, vidé* de sa puissance musculaire, est un *intoxiqué;* il faut qu'il répare par un repos prolongé et l'abstinence d'exercices, ce qu'il a perdu en se surentraînant : mais il y a là une période maladive, plus ou moins longue où il n'est pas « dans son assiette » et qui constitue la fatigue : il dort mal, a le sommeil agité, il mange peu. Voyez après une longue course à pied les enfants à table, sommeillant à moitié, sans appétit, *vannés* pardonnez moi l'expression. Cette fatigue est *mauvaise*; c'est elle qui prédispose aux accidents généraux ou osseux dont je vous ai parlé plus haut.

En réalité, ce que l'on appelle la *fatigue salutaire*, n'est autre que l'avertissement donné à l'enfant par une certaine raideur dans le mouvement, une certaine malhabileté, que le muscle a fourni ce qu'il pouvait donner... halte!... repos!...

Que voilà donc un beau programme pour l'éducation physique. Développer le corps, travailler à l'esthétique des mouvements, augmenter la capacité respiratoire, calmer un cœur propre à s'emballer, et quels exercices pourront donc répondre à ces désiderata?

Ils ne sont ni bien compliqués ni bien savants, Mesdames, et à la portée de tous. Ce sont les jeux de l'enfance, tous ceux que nous avons pratiqués, et qui se pratiquent encore, simples, peu compliqués, jeux de grand air, sans costumes qui étouffent, qui gênent ou qui déforment, sans liens constricteurs, sans bottines à hauts talons changeant l'équilibre du corps et prédisposant aux entorses.

Ce sont d'abord les jeux surveillés — véritables promenades en rang, où l'enfant sous l'œil du maître, discipline son corps et sa volonté, en cadence, mais sans rien de la cadence militaire allemande, harmonieusement comme le veut J. Dalcroze. Chantant à pleine voix des airs populaires, l'enfant redresse sa taille et prend l'habitude de regarder bien franchement droit devant soi.

Ce seront, mais dosés à petits coups et variés, les exercices si méthodiques et si peu fatiguants de la gymnastique suédoise : des enfants divisés par petits groupes, feront telle ou telle série de mouvements plus propres à redresser un de leurs défauts que d'autres.

Ce seront les jeux en liberté : le jeu de barre, le jeu de ballon, mais sans règle précise, la course, tout cela accompagné de chants, de cris, qui aideront au développement de la cage thoracique. Et vous, Mesdames, Mesdemoiselles, vous ne vous bornerez pas à contempler ou à encourager ces enfants;

vous devrez encore surveiller leurs vêtements, leur alimentation. Vous leur apprendrez à ne pas boire de suite après l'exercice ; vous leur donnerez l'amour de la propreté corporelle, l'habitude de l'eau froide ; comme la douche tiède ou froide viendrait heureusement compléter une fois par jour une bonne séance de jeux ! vous leur direz qu'il ne faut pas jouer tout de suite après le repas ; mais cependant qu'on ne doit pas jouer, l'estomac vide, et vous trouverez une heure de la journée où tous ces desiderata étant remplis, vos enfants, les nôtres, ou ceux qu'on vous confie pourront bénéficier des quelques conseils que je vous ai donnés, se développer normalement, généralement, et contribuer, en perfectionnant ultérieurement la race, à la valeur et à la puissance de notre belle France.

VIII

L'ÉCOLE PRÉPARATOIRE DES MÈRES

PAR VICTOR DUBRON

Avocat à Douai

Président du Comité du Nord de l'Alliance d'Hygiène Sociale

MESDAMES, MESDEMOISELLES,

Lorsque notre éminent recteur, M. Georges Lyon, a organisé, pour vous, ce cours d'hygiène infantile et de puériculture que le mérite de mes collaborateurs a rendu si brillant et que votre fidélité attentive rendra si efficace, il m'a offert le grand honneur et l'aimable surprise d'associer mon modeste effort de propagandiste de l'hygiène sociale aux doctes enseignements des professeurs de la Faculté de médecine.

Parmi ceux-ci je me suis trouvé un peu dépaysé et je me suis fait à moi-même l'effet d'un lancier dans les dragons, comme on disait à la fin de l'Empire, c'est-à-dire à l'époque lointaine où je commençais à devenir jeune.

Malgré tout, je ne me suis pas dérobé : ce n'est pas mon habitude et j'ai cru que, du moment que je devais intervenir, ce ne pouvait être que pour ajouter aux précieuses leçons des médecins sur l'éducation physique des petits bébés, quelques indications de philosophie sociale sur les devoirs intellectuels et moraux des mères vis-à-vis de leurs jeunes enfants.

J'ai bien compris, d'autre part, que je n'ai pas à donner ici des conseils directs aux mères. Ce n'est pas à des mères que je parle mais à des éducatrices et, spécialement, à des éducatrices de jeunes filles promises, en général, par leur destinée, aux devoirs augustes et délicats de la maternité.

Je me proposais donc d'esquisser aujourd'hui, pour vous, comme une sorte de complément moral de ce cours de puériculture, un essai de pédagogie maternelle et c'est, pour cela, que j'avais donné pour titre à ma causerie : « *L'école préparatoire des mères* ».

Ce sujet, je ne l'abandonne pas ; mais je le transforme, en l'édulcorant.

Je vais vous dire pourquoi.

M. le recteur et ses meilleurs amis ont jugé que votre zèle et votre assiduité appelaient une récompense et c'est pour cela que M. Lyon vous a annoncé, jeudi dernier, que le substantiel repas servi, à votre usage, par la science des graves professeurs, se terminerait aujourd'hui par les friandises appétissantes d'un fin dessert.

Spécialement chargé de cette partie du menu, je n'ai pas eu la fatuité de me tromper sur mes devoirs et j'ai pensé que, pour la satisfaction de vos palais délicats, je ne pouvais mieux faire que de commander le dessert promis, à une maison de haute marque et d'indiscutable réputation : Molière, place du Théâtre Français, à Paris, un grand fournisseur qui se recommande, non-seulement par l'excellence de ses produits, mais par leurs admirables propriétés de conservation.

Mon modeste rôle ne s'est pas, je dois le dire, borné à la commande.

Vous savez que certains entremets réclament un petit tour de main spécial au moment d'être servis, c'est une glace à démouler sans accroc, un pudding à réchauffer congrûment, une crème qui appelle, à la dernière heure, la revivification d'une fouettée supplémentaire.

Pour donner ce tour de main, le maître-pâtissier envoie sa livraison à domicile par son plus modeste collaborateur, le patronnet.

Vous l'avez cent fois rencontré par la rue, ce mitron d'étagère dont la toque blanche, les allures musardes et le nez légèrement effronté mettent une note gamine et gaie dans le paysage de la flânerie parisienne.

Avec la permission des autorités c'est moi qui

vous ai apporté aujourd'hui l'entremets de Molière et c'est moi qui, pour le petit tour de main, vais essayer de jouer le rôle de patronnet.

Je remplacerai seulement la blancheur de sa toque par celle de ma barbe ; ce, grâce à quoi, fantaisiste et légèrement frondeur comme lui, je remplacerai son espièglerie par les conseils rassurants, en la forme, d'un âge où l'on voit volontiers se détacher, en clair, sur les sombres salissures de la vie ces choses révérencielles et sacrées : la pudeur des jeunes filles, la fragilité des petits corps chétifs et l'innocence virginale de l'âme des petits enfants.

Mesdames et Mesdemoiselles,

On va vous offrir, grâce à des interventions généreuses, que je ne saurais trop louer, une agréable et instructive récréation : la représentation des *Femmes Savantes*.

Je vais partir de cette pièce, des réflexions et des commentaires qu'elle m'inspirera, pour arriver, par des pentes douces au thème que je voulais développer, c'est-à-dire à la *préparation de la jeune fille au rôle maternel qui peut lui échoir dans la vie*.

J'ai fait ici même, à Lille, il y a deux mois, une conférence sur les *Femmes Savantes*.

Je vais y pratiquer de larges emprunts, me

plagier moi-même parfois *mot pour mot,* ce qui est bien mon droit, et emprunter à ma première étude cette opinion originale et hardie que je n'ai pas développée sans protestations, mais qui finira par être adoptée, à savoir que, dans la comédie des *Femmes Savantes*, sur cinq femmes il n'y a pas une seule femme savante, pas une, pas même Henriette.

Nous rechercherons alors ce qu'est une vraie femme savante et nous dirons comment la jeune fille doit être dès l'école, préparée à ce rôle, principalement en ce qui concerne ses futurs devoirs de mère de famille.

Pour bien comprendre la comédie des *Femmes Savantes,* il faut d'abord commencer par en bien comprendre le titre.

Molière n'a jamais voulu jouer les femmes réellement savantes. Incapable d'avoir la moindre haine, le moindre mépris, la moindre mésestime, ni la moindre sévérité pour elles, il n'a pu vouloir attaquer sur la scène la femme qui développe, par des études appropriées à son sexe, les grâces de son esprit et qui, de sa culture intellectuelle, illumine et anoblit ses grâces naturelles.

Molière était un génie éminemment naturel ; c'était un naturiste, si je peux me permettre cette expression. Epris de la pure et droite nature, ennemi de toutes les déviations et de tous les maniérismes contre nature, il ne pouvait pas ne pas détester le pédantisme et, après l'avoir fustigé sous forme de farce dans les *Précieuses ridicules,* chez les « Pecques Provinciales », il n'a pas voulu se refuser le plaisir de l'exécuter de maîtresse façon dans une « pièce tout à fait achevée » et c'est cela qu'il a fait, lorsqu'il l'a pris à partie, en plein monde parisien, dans la haute bourgeoisie, en sa comédie des *Femmes Savantes.*

Le vrai titre de la pièce, le titre *Mot à mot* aurait donc dû être : *Les Fausses Femmes Savantes* et le titre qu'il a adopté : *les Femmes Savantes* est purement ironique.

Supposons que Molière vivant de notre temps et se proposant de dépeindre et de flageller les jeunes *arrivistes,* une vilaine engeance qui existait déjà de son temps mais qui, depuis n'a fait que croître et enlaidir, intitule sa pièce : *Ces Jolis Messieurs ;* personne ne s'y tromperait et ne pourrait croire qu'il ait voulu représenter comme séduisants ou appétissants ces impuissants du cœur, ces hypertrophiés de la vanité égoïste pour lesquels, il n'existe sur terre ni famille, ni amour, ni patrie, rien, si ce n'est leur moi méprisable avec ses avidités cyniques et parfois criminelles.

On comprend dès lors que, dans sa comédie des *Femmes savantes,* Molière, sur cinq femmes, ne nous ait pas présenté une vraie savante.

Cette comédie qui est en quelque sorte, le champ

de bataille du bon sens contre le pédantisme met aux prises, comme vous l'allez voir, deux armées.

L'armée du pédantisme est commandée par la générale Philaminthe avec Armande, comme chef d'Etat-Major, Trissotin et Vadius, comme divisionnaires plus tard divisés et Bélise, comme réserve de la territoriale.

L'armée ennemie, celle du bon sens, évolue sous les ordres du maréchal Ariste avec Chrysale comme grosse cavalerie, Clitandre comme cavalerie légère et Martine comme vivandière.

Eh bien, je le répète, dans l'un ni dans l'autre de ces corps de troupe il n'y a l'ombre d'une femme savante. Et si, à un moment donné, la physionomie de la femme savante digne de ce nom illumine la scène de ses « clartés », cette femme, on ne la voit pas : Clitandre en donne une simple esquisse, une esquisse de désir, quelque chose de vaguement optatif, comme le vœu politique d'un Conseil général.

La vision traverse la scène et passe.

S'il fallait l'incarner, c'est en Clitandre qu'elle prendrait corps et nous arriverions à ce résultat encore plus bouffon qu'inattendu, de constater que la seule femme savante de la comédie des *Femmes savantes*, c'est presque un homme ou du moins le rêve d'un homme.

J'entends bien que vous allez me dire : et Henriette ?

Eh bien, c'est ici qu'à tout risque, je romps résolument en visière avec la tradition, avec les opinions développées par les commentateurs et consacrées par l'autorité considérable de M. Gréard. Dans le chef-d'œuvre de Molière, je me refuse absolument à considérer Henriette comme la personnification de la femme idéale, savante à point et intellectuelle à souhait.

Molière n'a jamais interprété ainsi sa création d'Henriette. Lui prêter cette interprétation, ce serait lui imputer soit une erreur psychologique, soit une malfaçon littéraire, c'est-à-dire, au choix, ou une conception fausse du type, ou une traduction et une incarnation maladroites de sa conception.

Mon zèle pieux de profond admirateur de Molière se révolte contre l'une ou l'autre de ces erreurs hypothétiques ; Molière a bien compris ce qu'il voulait faire et il l'a réalisé avec la perfection d'un grand auteur comique mais avec les moyens que l'art théâtral mettait à sa disposition.

Jamais il n'a eu l'idée de faire d'Henriette une femme parfaite.

Il s'est servi de son personnage comme d'un ressort théâtral, comme d'un instrument de démonstration scénique pour isoler et mettre en lumière le vice qu'il fustigeait ; tellement que, si on me permet de rendre ma pensée avec l'outrance d'expression d'un dialecticien qui argumente, je vous dirai que, dans les *Femmes Savantes*, Henriette n'est nullement le type de la femme savante; Molière n'a fait d'elle que le repoussoir de la pédante.

L'auteur qui écrivait pour le théâtre était bien obligé de se conformer aux lois spéciales de l'optique de la scène où tous les traits doivent être soulignés, les caractères accentués et les effets grossis.

Quel est le but de Molière ?

Quel est le postulat de sa pièce ?

Il déteste le pédantisme, surtout chez les femmes lui, le naturiste, parce que les prétentions des précieuses, leurs empiétements d'hommasses pédants sont, à ses yeux, un délit contre le naturel et presque un vice contre nature.

Que va-t-il faire pour venger la nature ?

Il va l'appeler elle-même à la rescousse, sous forme d'êtres conformes à la nature, et, dans la circonstance, plus la nature et les champions de la nature seront terre à terre et détachés des aspirations vers l'idéal, plus la correction des pédantes apparaîtra dans le contraste et l'opposition des types vigoureuse et cinglante.

Dès lors, comment modèlera-t-il ses correcteurs?

Ils seront, du côté des hommes, des gens comme Chrysale dont l'idéal ne s'élève pas au-dessus du raccommodage de ses hauts de chausse ou de la surveillance de son pot, et, pour les femmes comme cette Henriette qui est le type de la jeune fille pratique, sans envolée, sans rêve, presque sans idéal.

Vous me permettrez donc de considérer que le type de l'homme accompli ne peut être l'honnête mais vulgaire Chrysale; non plus que le type de la femme réellement souhaitable n'est Henriette.

Elle peut avoir certaines qualités pratiques et pondérées, qualités presque physiques que nous souhaitons aux simples ménagères ; mais nous avons le droit d'être plus exigeants, lorsqu'il s'agit des jeunes filles qui vous sont confiées et qui sont appelées à devenir les compagnes d'hommes d'intellectualité sinon supérieure au moins moyenne.

*
* *

Quel doit être le type de la femme vraiment savante au sens social du mot, c'est-à-dire de la femme réellement apte à devenir une épouse utile et charmante, une mère digne de sa haute mission ?

Quelle préparation les éducatrices, ces *mères spirituelles* des jeunes intelligences et des jeunes cœurs qu'on leur confie doivent-elles suivre pour réaliser ce type !

C'est ce que nous verrons tout à l'heure, après avoir rapidement résumé la pièce, étudié les divers personnages qui y jouent un rôle et achevé la démonstration de ma thèse dont je rappelle la formule : Il n'y a pas dans l'œuvre de Molière une vraie femme savante et c'est le type que Clitandre nous fait entrevoir qui va nous servir à la définir telle que nous la désirons, c'est-à-dire à la hauteur de tous ses devoirs pratiques, intellectuels et moraux.

* * *

Philaminthe a deux filles : Armande et Henriette.

Armande est une pédante, comme sa mère.

Henriette, la cadette, est la vraie fille de son père ; c'est le naturel même, le tact pratique et le bon sens.

Armande a été courtisée par un jeune seigneur ; mais elle l'a éloigné d'elle par son pédantisme insupportable.

Clitandre (c'est le soupirant), n'a aucune vocation pour jouer les amoureux incompris.

Armande l'a refroidi ; soit, il ira se réchauffer ailleurs.

Et avec une désinvolture pleine de prestesse, rebuté par Armande, il se fait agréer d'Henriette et veut l'épouser.

Il a deviné en elle la compagne agréable qui pourra lui donner sinon l'amour passionné, au moins le bonheur dans une affection prévoyante et fidèle, encadrée du confortable d'une maison bien conduite.

Une maison bien conduite, ce n'est pas certes celle de Philaminthe.

La maîtresse du logis et sa fille aînée ne vivent que de science et beau langage ; le rôti brûle, les domestiques rêvent à des vers au lieu de servir à boire, les pédants, comme Vadius et Trissotin, y rivalisent et s'y gourment.

Une fille raisonnable y fait un bon service c'est la soubrette Martine, vaillante commère, drue de langage et forte en... bouche ; on la chasse parce qu' « elle manque à parler Vaugelas ».

Clitandre a bien compris qu'avec Henriette les choses iront autrement.

Voilà pourquoi il la recherche avec la pleine adhésion du père Chrysale et de l'oncle Ariste.

Malheureusement Philaminthe veut un autre gendre. Elle patronne Trissotin. Elle veut un gendre savant comme, dans *le Malade Imaginaire*, Argan veut un gendre médecin : « Afin de s'appuyer de bons secours contre la maladie et d'être à même des remèdes et des ordonnances. »

Chacun soutient son candidat.

Bref, on tente une épreuve. On feint que Chrysale soit ruiné.

Trissotin qui n'en veut qu'à la dot, prend la porte et disparaît.

Quant à Clitandre, c'est un galant homme. Il se rapproche et fait éclater son désintéressement.

Par un mouvement de délicatesse charmante mais qu'une vraie amoureuse n'aurait pas trouvé, c'est maintenant Henriette qui refuse.

La scène est à citer tout entière :

HENRIETTE

Je sais le peu de bien que vous avez, Clitandre,
Et je vous ai toujours souhaité comme époux,
Lorsqu'en satisfaisant à mes vœux les plus doux,
J'ai vu que mon hymen ajustait vos affaires,
Mais lorsque nous avons les destins si contraires,
Je vous chéris assez, dans cette extrémité,
Pour ne vous charger point de notre adversité.

CLITANDRE

Tout destin avec vous me peut être agréable,
Tout destin me serait, sans vous, insupportable.

HENRIETTE

L'amour dans son transport parle toujours ainsi,
Des retours importuns évitons le souci.
Rien n'use tant l'ardeur de ce nœud qui nous lie,
Que les fâcheux besoins des choses de la vie,
Et l'on en vient souvent à s'accuser tous deux,
De tous les noirs chagrins qui suivent de tels feux.

Eh bien, vrai, elle a trop de sagesse, la petite demoiselle ; elle est trop calme, elle est trop sage, elle voit trop clair, elle voit trop loin.

Si elle avait aimé Clitandre, elle aurait dit comme lui :

Tout destin me serait, sans vous, insupportable.

Ou plutôt elle n'aurait rien dit du tout.

Elle n'y aurait même pas pensé.

L'argent, la fortune, qu'est-ce que cela fait ?

Quand on aime on ne compte pas.

Elle aurait dit : « Trissotin n'en voulait qu'à mes gros sous il est démasqué, il est parti... bon voyage. » « Toi, mon doux et cher Clitandre, tu m'aimes pour moi-même, je suis à toi, me voici, embrasse ta femme. » Et si plus tard, elle avait senti « les fâcheux besoins des choses de la vie », savez-vous ce qui serait arrivé ?

Clitandre aurait anobli ses nobles mains par la noblesse du travail et, vers la fin du dîner plus frugal, les deux époux, étonnés eux-mêmes de voir leur sagesse enivrée d'une pointe d'émotion, auraient remplacé les friandises du dessert défaillant par un tendre baiser aussi savoureux que légitime.

Mais, heureusement, tout finit par s'arranger. La feinte est démasquée, Chrysale est toujours riche. Trissotin est confondu.

Philaminthe qui n'est pas incorrigible a été conquise par le désintéressement de Clitandre.

Vous me charmez, Monsieur, par ce trait généreux.

Elle s'unit à Chrysale pour lui donner son Henriette.

« J'en ai la joie au cœur », dit-elle.

Quelqu'un qui n'a pas « la joie au cœur », c'est Armande.

Sa mère l'abandonne ; disons le mot, *elle la lâche*.

Elle fait même pis, elle se moque d'elle :

Et vous avez l'appui de la philosophie
Pour voir d'un œil content couronner leur ardeur.

C'en est fait de la pauvre Armande.

Sa misère est telle que, par réaction, on serait presque tenté de la plaindre. (C'est ce que, dans une de ses récentes critiques du *Temps*, l'éminent M. Adolphe Brisson fait déjà).

C'en est fait du bonheur d'Armande.

Quel sera son avenir ?

Elle montera en graine dédaignée et incomprise comme sa tante Bélise.

Quant à cette folle elle terminera la pièce par un mot venimeux de vieille fille à la fois toquée et méchante :

Qu'il prenne garde au moins que je suis dans son cœur,
Par un prompt désespoir souvent on se marie,
Qu'on s'en repent, après, tout le temps de sa vie.

Voilà la pièce.

Où est la femme savante, dans tout cela ?

Ce n'est ni Philaminthe, ni Bélise — plus sottes que pédantes.

Ce n'est pas Armande qui est arrivée à pousser l'orgueil de l'exclusivisme jusqu'à la folie. Ecoutez-la plutôt.

Nul n'aura de l'esprit que nous et nos amis.
Nous chercherons partout à trouver à redire,
Et ne verrons que nous qui sache bien écrire.

La question ne se pose même pas pour Martine.

Reste Henriette.

Mais, en fait, qu'est-ce qu'Henriette ? Sinon une Martine tout à fait supérieure.

Je parlais, il y a un moment, de l'idéal d'Henriette...

Son idéal n'est pas de haut vol.

Il rase la terre.

Ce qu'elle voit dans le devoir, dans le plaisir, dans le bonheur est toujours bien un peu matériel.

Vous l'entendrez parler du mariage tout à l'heure à l'acte I de la pièce.

Vous croirez entendre une jeune femme.

Ah, certes, elle ne se perd pas dans les conjectures, dans les aspirations, dans les chimères !

Elle parle des choses avec une précision qui me désenchante et je suis sûr qu'aucune des mères qui sont ici ne tolérerait que sa fille causant avec sa sœur ou une amie lui tînt le langage renseigné d'Henriette et fît aussi crûment montre de son goût pour certaines réalités de la vie.

J'en suis pour ce que j'ai dit : Ecoutez bien la pièce : Si vous voulez y trouver le souvenir d'une femme, je ne dirai pas savante, mais suffisamment *intellectualisée,* vous ne l'y verrez pas vivre, vous ne ferez que l'entrevoir sous forme de portrait comme une sorte d'instantané dessiné par Clitandre.

Encore une citation :

CLITANDRE

Je consens qu'une femme ait des clartés de tout.

Remarquez ces mots : Je consens.

C'est une double concession : Concession pour son époque en défiance contre les femmes trop instruites, concession surtout pour Henriette qui, en fait de clartés, n'aurait peut-être pas obtenu son brevet supérieur s'il avait existé de ce temps là.

Reprenons :

Je consens qu'une femme ait des clartés de tout,
Mais, je ne lui veux pas la passion choquante,
De se rendre savante afin d'être savante,
Et j'aime que souvent aux questions qu'on fait,
Elle sache ignorer les choses qu'elle sait,
De son étude enfin je veux qu'elle se cache,
Et qu'elle ait du savoir sans vouloir qu'on le sache.

La voilà cette fois, la petite intellectuelle rêvée ; ce ne sera ni la pédante qui porte dans les nues sa tête prétentieuse de bas-bleu et dont le ridicule débordera sur son mari, ni la ménagère pot-au-feu qui ramènera tout (et c'est déjà quelque chose) à la bonne tenue de la maison, au confortable de l'existence, aux jouissances matérielles de la vie intime.

Résumons-nous. La femme vraiment souhaitable ce ne sera pas la folle Armande, mais ce ne sera pas non plus Henriette.

Ce sera Henriette revue et complétée par l'idéal de Clitandre.

Voilà ma thèse

Elle n'a pas été accueillie sans protestations. Je vois encore, à l'issue de ma conférence, M. le Recteur me disant avec une bienveillance inquiète : « Votre étude était originale, intéressante, mais elle est bien contraire à la tradition. Qu'aurait dit M. Gréard ? »

Et, le lendemain, il m'écrivait un petit mot charmant qui peut se résumer en cette phrase : « J'ai réfléchi ; vous pourriez peut-être bien avoir raison. »

La vérité, voyez-vous, c'est que la femme doit être l'organisatrice ingénieuse, ordonnée, économe de la vie matérielle de son mari et de la direction de sa maison. Mais, elle doit aussi avoir un acquit d'instruction suffisant pour être la compagne intellectuelle de son mari, pour qu'il puisse *causer* avec elle, pour qu'elle soit, en esprit comme matériellement, la moitié de son mari, l'*associée* de sa vie.

Il faut qu'il puisse la consulter utilement, que non seulement il n'ait pas à rougir d'elle, mais aussi qu'elle soit le charme de sa vie intime et la parure de sa vie extérieure.

J'ai expliqué et développé tout cela dans ma conférence du 16 février, en dégageant des *Femmes Savantes* une sorte de *schéma* d'entretien *sur l'enseignement ménager de la jeune fille du monde.*

Aujourd'hui le but de mon effort doit être de faire apparaître à vos yeux comme une sorte d'appendice à ce cours d'hygiène infantile, ce que vous avez à apprendre à vos élèves pour les préparer à leurs devoirs maternels et faire d'elles non pas des femmes savantes mais des mères savantes.

Ici, j'ai encore à me faire un emprunt à moi-même car j'ai déjà sinon traité, au moins indiqué ce sujet dans un discours de distribution des prix au Lycée de jeunes filles, à Amiens.

Je m'y suis élevé, avec la vigueur critique et l'audace novatrice d'un brave homme effrontément indépendant, contre un vice déplorable de nos mœurs sociales et de nos méthodes d'enseignement.

Lorsqu'on met sa main dans la main de son

mari, la jeune Française ne connaît rien de ses devoirs d'épouse et de mère.

Par une insouciance coupable ou une fausse pudeur, personne ne lui en parle et n'ose lui parler.

A la façon dont on l'instruit et dont on l'élève, il semble quelquefois que nos jeunes pensionnaires soient faites pour vivre hors du monde entre *papa et maman* ou bien loin des devoirs sociaux, dans un désert, ou dans la cellule glacée d'un couvent.

Que font donc les jeunes filles dans leur pension ? Elles n'y sont pas seulement pour s'instruire au sens classique du mot.

Elles y sont aussi, ou tout au moins doivent y être pour se préparer à la vie et aux grands devoirs qu'elle leur imposera.

Or, la vie, on l'apprend trop souvent au collège comme les langues vivantes dont je parlais dimanche dernier à Arras.

Au cours des études scolaires, on étudie l'allemand, l'anglais, l'italien. Quand on a fini ses classes, on connaît sa grammaire à fond et même les excentricités les plus contorsionnées des verbes irréguliers ; mais, avec tout ce bagage, on est incapable de demander un verre de *pale ale* à Londres, une saucisse à Francfort ou pour deux sous de macaroni à Naples.

En d'autres termes, on n'étudie pas, au collège,

les langues comme on les parle. Etes-vous bien sûres qu'on y étudie la vie *comme on la vit ?*

Heureusement, sous l'inspiration de directions éminentes, les méthodes changent et se perfectionnent : ce cours m'en est une preuve.

On vous a enseigné ici-même, Mesdames et Mesdemoiselles, comment il faut alimenter les jeunes enfants, comment on doit s'y prendre pour prévenir, éviter et soigner leurs petites maladies, surveiller leurs attitudes, diriger leur croissance, et développer leur santé. Ce que l'on vous a appris avec tant de mérite, ce que vous avez écouté avec tant d'attention, vous le répéterez à vos grandes élèves.

Instruites théoriquement par vous, elles feront ce que certaines d'entre vous ont déjà fait, ce que vous ferez toutes avec elles, elles iront compléter leur instruction en assistant aux enseignements pratiques des consultations de nourrissons.

Ces *gouttes de lait* sont, on vous l'a dit, de véritables écoles de mères.

Vous trouverez là, à proprement parler, l'école d'application complémentaire de ce cours en huit leçons qui finit aujourd'hui.

Il y a longtemps que je me suis permis d'en recommander la fréquentation aux maîtresses ainsi qu'à leurs élèves.

« Je vous engage, disais-je il y a trois ans, aux lycéennes de Saint-Quentin, je vous engage à devenir les petites mamans des jeunes clients de nos *gouttes de lait.*

« Vous apprendrez l'art d'emmailloter et de démailloter avec adresse les bébés, de manier leurs petits membres délicats. »

Vous saurez comment on les nourrit quand ils se portent bien, comment on les soigne quand ils sont malades, comment on les fait sourire lorsqu'ils voudraient bien pleurer.

« Vous verrez que c'est très doux et très gentil de se faire les bons anges des petits enfants et vous serez heureuses de savourer les délicieuses récompenses de votre charité : la risette du bébé, l'étreinte émue de sa mère et, plus tard, la satisfaction de moissonner sur les joues de vos chérubins les baisers semés par vous, sur celles des enfants des pauvres. »

Cette étude matérielle des soins à donner à l'enfance vous conduira naturellement à celle des soins moraux dont je vous parlais tout à l'heure.

Vous direz à vos jeunes élèves que ces soins d'alimentation, d'éducation et de préservation que les savants médecins vous ont enseignés doivent être, en principe, donnés par la mère elle-même.

Les devoirs de la maternité sont pour la femme ce qu'est pour l'homme celui du service militaire.

Ce sont des services personnels qui ne doivent

jamais être délégués lorsqu'il est possible de les remplir soi-même.

Le sein de la mère appartient à son bébé comme le bras du jeune homme valide à la Patrie. En pareille matière et, sauf exception, *le remplacement est aboli*.

Le premier devoir de la mère est d'allaiter elle-même son enfant. Chaque fois qu'elle le peut, elle le doit alors même que les ressources de son sein ne lui permettent pas de pourvoir intégralement à l'alimentation de son bébé ; le peu qu'elle lui donne assure la digestion et l'assimilation du reste.

Vos professeurs vous l'ont dit et vous ne le répéterez jamais assez : pour le petit enfant qui vient de naître, aucune nourriture ne peut remplacer la source de chaleur, de force et de vie que la providence des petits enfants a mise dans la douce poitrine des mères.

Ce n'est pas seulement son propre lait que la mère doit à son enfant, ce sont aussi ses propres soins.

Aucunes mains ne vaudront les siennes pour laver, habiller son enfant, ni pour lui procurer le bienfait d'une propreté méticuleuse et constante qui sera pour lui la première garantie de sa santé.

Si bébé est malade, sa maman ne déléguera à personne la tâche de le garder, de le veiller, de lui administrer les remèdes et les potions.

Qui mieux qu'elle, au chevet du petit être dolent, saura se soustraire aux trahisons du sommeil ?

Qui mieux qu'elle fera entendre aux oreilles du petit malade la douce chanson qui l'endormira, l'intéressant récit qui lui fera oublier sa souffrance ou la tendre suggestion qui vraincra son dégoût pour le drogue amère ?

Qui mieux que la maman surveillera l'exactitude des prescriptions médicales ?

Quelle vigilance sera plus que la sienne en éveil contre ces négligences ou ces confusions de médicaments qui causent quelquefois d'irréparables malheurs ?

Et quelles admirables leçons données à l'occasion des soins personnels par la mère à l'enfant malade ou bien portant.

Au premier, elle enseignera l'endurance et la résignation, ces vertus si précieuses aux habitants de cette vallée de larmes.

A l'autre, elle fera faire, petit à petit, par accoutumance, l'apprentissage de ces vertus morales qui finissent par devenir des besoins physiques, la propreté et l'ordre, par exemple.

Puis la mère s'attachera non seulement à soigner le corps du bébé chéri, mais à surveiller et à développer l'âme de son enfant et chacune de ses trois facultés.

Elle prendra particulièrement soin de sa sensibilité, cette porte d'invasion de nos plaisirs, et plus souvent hélas, de nos douleurs.

De bonne heure elle habituera son petit mignon à se maîtriser lui-même.

Elle le prémunira contre les folles terreurs, les frayeurs sans cause, la peur de la solitude, des fantômes, des présages, de la nuit.

Elle le mettra, au contraire, en garde contre les périls réels, le feu, par exemple, et le formera, de bonne heure, à la prudence.

Elle combattra chez lui le penchant à la mollesse, au sommeil prolongé.

Elle l'habituera à se lever dès son réveil.

Elle lui démontrera que les enfants difficiles à table ne sont pas seulement agaçants pour autrui mais qu'ils se préparent à eux-mêmes une vie désagréable.

Elle bannira de son système répressif la menace d'êtres imaginaires et les terreurs qui en découlent. Croquemitaine effraie d'abord le bébé dangereusement; puis, lorsque la vérité se fait jour, en même temps que la fiction disparaît, la confiance, j'allais dire l'estime de l'enfant pour ses parents est atteinte.

Le seul châtiment de l'enfant doit être la douleur d'avoir offensé les *êtres supérieurs* dont il dépend.

Par tous les moyens, la mère développera l'entendement de ses chers petits. Sans chercher à en faire des prodiges, elle ouvrira méthodiquement leur esprit aux lumières de l'intelligence.

Elle s'attachera à régler le mécanisme de leur pensée et de leur raisonnement et, après les avoir habitués à penser, elle les accoutumera à réfléchir avant de parler, ce qui donnera à leur langage la claire simplicité, c'est-à-dire le plus beau don de notre langue.

Enfin, elle installera dans le cœur de l'enfant, la première notion de ses grands devoirs ; l'amour de sa famille, de ses semblables, de sa patrie.

Elle lui apprendra le respect des autres et de lui-même et lui fera comprendre, dès qu'il entrera en communication avec le monde des idées et des sentiments, que la plus délicieuse des voluptés humaines et la plus haute des qualités de l'homme sont la bienfaisance et la bonté.

Tels sont, à grands traits, Mesdames et Mesdemoiselles, les principes de ce que j'appelle l'école préparatoire des mères.

Vous les enseignerez à vos élèves en leur promettant que la pratique de vos conseils rayonnera, autour d'elles, du bonheur pour tout leur entourage.

Une dame très spirituelle et fine m'a reproché un jour, de consacrer trop exclusivement mes efforts au développement des qualités de la femme sans assez de souci de ce que, pour ces perfections, l'homme doit lui donner en retour.

Pensez-vous, me disait-elle, que la femme soit faite pour jouer, comme un être accessoire et dépendant, le rôle d'un détail ornemental ou d'un joujou agréable et passif dans la vie de l'homme ?

Je n'ai jamais rien pensé, ni rien dit de semblable ; seulement, mon langage varie avec le public auquel je m'adresse.

Lorsque je parle aux jeunes filles je leur dis : Instruisez-vous, améliorez-vous, embellissez-vous, perfectionnez-vous pour ceux avec qui vous vivrez et dont le bonheur venant de vous constituera votre devoir, votre but, et votre plus chère récompense.

Aux jeunes gens, au contraire, je ne cesse de répéter : pensez à la femme qui vous donnera son amour et sa foi, aux enfants à qui vous donnerez la vie.

Pour ces êtres chers gardez la salubrité de votre corps, la fraîcheur de vos sentiments, la noblesse de vos pensées et la douce chaleur de votre cœur.

Et, cette réserve préparée, si vous rencontrez une institutrice de France, tirez lui bien bas votre chapeau ; car c'est une digne femme qui, suivant les formules nouvelles et l'inspiration de son brave petit cœur patriote et sensible, élève et prépare peut-être pour vous la chère mignonne qui sera votre petite femme savante et la mère savante de vos enfants.

TABLE DES MATIÈRES

ÉVREUX, IMPRIMERIE CH. HÉRISSEY ET FILS

FÉLIX ALCAN, ÉDITEUR

PÉDAGOGIE. — ÉDUCATION PHYSIQUE

DEMENY (Georges), prof. du cours d'éducation physique de la ville de Paris. — **Les bases scientifiques de l'éducation physique.** 3e édit. 1 vol. in-8, ill., cart. à l'angl. . . . 6 fr. »

— **Mécanisme et éducation des mouvements.** 3e édit. 1 vol. in-8, ill., cart. à l'angl. . . . . 9 fr. »

— PHILIPPE et RACINE. — **Cours supérieur d'éducation physique.** *Pédagogie générale et mécanisme des mouvements, anatomie et physiologie appliquées, exercices pratiques.* 1 vol. in-8 illustré . . . . 4 fr. »

FRANCILLON (Dr Marthe), ancienne interne des hôpitaux de Paris. — **Essai sur la puberté chez la femme.** 1 vol. in-12, cart. à l'angl . . . . 4 fr. »

GUYAU. — **Éducation et hérédité.** 6e édit. 1 vol. in-8. 5 fr. »

JAVAL (E.), membre de l'Académie de Médecine. — **Physiologie de la lecture et de l'écriture.** 2e édit. 1 vol. in-8, cart. à l'angl. 6 fr. »

LAGRANGE (Dr), lauréat de l'Académie des sciences et de l'Académie de médecine. — **Physiologie des exercices du corps.** 8e édit. 1 vol. in-8. cart. à l'angl. . . . . 6 fr. »

— **L'hygiene de l'exercice chez les enfants et les jeunes gens.** 8e édit. 1 vol. in-18, cart . . . . 4 fr. »

— **De l'exercice chez les adultes,** 5e édit. 1 vol. in-12, cart. . . . . 4 fr. »

LAUMONIER (Dr J.). — **Hygiène de l'alimentation dans l'état de santé et de maladie.** 1 vol. in-12. cart. à l'angl., ill. 4 fr. »

— **L'hygiène de la cuisine.** 1 vol. in-32. . . . . 0 fr. 60

LANESSAN (J.-L. de). — **L'éducation de la femme moderne.** 1 vol. in-16. . . . . 3 fr. 50

LYON (Georges), recteur de l'Académie de Lille. — **Enseignement et religion** 1 vol. in-8 . . . . 3 fr. 75

MOSSO, professeur à l'Université de Turin. — **La fatigue intellectuelle et physique,** traduit de l'italien par P. LANGLOIS. 5e édit. 1 vol. in-12, ill . . . . 2 fr. 50

— **Les exercices physiques et le developpement intellectuel.** 1 vol. in-8, cart. 6 fr. »

— **L'éducation physique de la jeunesse.** 1 vol. in-12, cart. 4 fr. »

PAYOT (Jules), recteur de l'Académie d'Aix. — **L'éducation de la volonté.** 29e édit. 1 vol. in-8 . . . . 5 fr. »

TISSIE (Dr Ph.), inspecteur de l'enseignement des exercices physiques de l'Académie de Bordeaux. — **La fatigue et l'entraînement physique,** précédé d'une lettre-préface de M. le professeur Ch. BOUCHARD, membre de l'Institut. 3e édit. 1 vol. in-12 ill., cart. à l'angl. 4 fr. »

Envoi franco au reçu de la valeur en mandat poste.

ÉVREUX, IMPRIMERIE CH. HÉRISSEY ET FILS

www.ingramcontent.com/pod-product-compliance
Ingram Content Group UK Ltd.
Pitfield, Milton Keynes, MK11 3LW, UK
UKHW020244250726
13967UKWH00004B/1512